医事紛争を防げ！
演習で学ぶ医師・看護記録

「模擬カルテ開示」を楽しもう

著
国立病院機構姫路医療センター
嶋崎 明美

金芳堂

推　薦

　本書は、医療関係者・医療機関の管理者・医療系学生の必携書と言え、ぜひ手にとっていただきたい1冊です。

　各種の医療事故報告書や医療裁判の判決書を見ると、不適切な診療関係記録が原因の医療事故や紛争、訴訟があることが分かります。言い換えれば、適切に記録が作成されていれば、事故や紛争、訴訟は生じていなかったケースがあることが分かります。例えば、医師法24条1項は、周知のとおり、「医師は、診療をした時は、遅滞なく診療に関する事項を診療録に記載しなければならない」と定め、医師に対して診療録の記載を法的に義務付けています。また、日本医師会による医師の職業倫理指針は、「診療録の記載と保存」の項を設け、職業倫理の点から診療録の記載が重要であることを示しています。これらの規定の趣旨に言及するまでもなく、診療録をはじめとする看護記録等の診療関係記録は、診療行為等の再現性を持つ形で、また作成者以外にも理解・判読可能な形で作成されることが重要です。また、患者の診療に関わる記録であり、患者も読むことがあるものなので、患者にとっても分かりやすい形で作成されることが大切だと言えます。

　本書の著者である嶋崎明美先生は、診療関係記録の在り方について、長らく医療安全管理や患者との対話促進という観点から検討してこられました。本書には、その成果がていねいに示されており、診療関係記録の作成方法、監査方法、そして記録の質の向上に向けた活動方法（「模擬カルテ開示」の実践方法）などが具体的に記述されています。これまでにも、診療関係記録の在り方については議論が行われてきましたし、関連書籍も出版されてきました。しかし、本書が類書と異なるのは、豊富な臨床経験を持つ医師によってまとめられたということにとどまらず、カルテ監査や模擬カルテ開示といった、記録の質の向上を目指したご自身の実践活動を踏まえてまとめられたという点にあります。すなわち、幅も深みもあり、分かりやすさも備わっています。

　今日では、医療機関内でも記録に関する研修会が行われることがあります。そのような研修会では「忙しいから書けない」といった意見が出されることがある、と聞きます。医療従事者が多忙であることは疑う余地のない事実です。しかし、そのことと不適切な記録との間には関係性がない場合もあると思うことがあります。同時に、不記載を含めた不適切な記録の原因は、本書で示されているような記録作成に関わる正しい知識が普及していないことにある、と思うことがあります。

　ところで、嶋崎先生とは約15年前に九州大学で行われた公開講座で出会いました。当時、私は、九州大学医学研究院に勤務をしており、医療安全管理や臨床倫理、患者相談対応等に関わる上記の講座の運営を担っていました。この講座は、半年間でこれ

らの事項について実践的な解説を行うというものでしたが、嶋崎先生は、継続的に参加してくださいました。開講直前に本講座をお知りになられたようであり、外出先の屋久島からリュックサックを背負って駆けつけてくださった姿を今でも鮮明に覚えています。当時は、医療安全や臨床倫理に係る取り組みが今日ほど重視されていたわけではなく、またまさに日々の臨床業務で多忙を極めておられる中で、上記のような形で参加してくださったことに、当時、大変頭の下がる思いをしました。講座の開催中は、深みのある研究を行えているわけでもなく、強い思いだけが先走る、駆け出しの研究者の声に、嶋崎先生は真摯に耳を傾けてくださいました。この姿と、患者の声に耳を傾けられ、患者との対話も重視して記録の在り方の検討を進めてこられた嶋崎先生の活動には、共通の根があると強く感じています。

　本書が医療関係者・医療機関の管理者の必携書であることは、私がここでくどくどと説明しなくても、本書を紐解いていただければすぐに理解していただけると思います。本書は、職種を問わず、医療系の学生を含めた、すべての医療関係者が読むべき価値ある1冊だと考えています。このため、多くの方々に本書を手に取っていただきたく、本書を強く推薦いたします。

2019年4月
慶應義塾大学大学院 教授
前田正一

はじめに　診療記録をどう書いたらいいか悩んでいませんか？

　診療に関する情報には、診療録、診療記録、診療情報があります（表1）[1]。本書では、すべての医療関係者が作成した記録である診療記録（以下、「カルテ」と表記した場合は診療記録を意味する）、特に医師記録・看護記録を充実することを目的としています。以下、両者を区別する場合はそれぞれ「医師記録」、「看護記録」と明記し、区別せずに述べる場合は「診療記録」もしくは「記録」と表記します。

表1　診療に関する情報

診療録	医師法第24条に定められた医師記録
診療記録	診療録だけでなく診療に伴う記録全体を示す表現 医師以外の医療職種の記録や検査所見、画像の範囲までを含む
診療情報	紙に記載された診療記録に加え電子化された情報にまで広がり、診療の過程で患者の身体状況・病状・治療等について医療従事者が知り得たすべての記録

　「何とかの書き方というのは苦手」と言われたことがあります。何かを型にはめて強制されるのをいやがる人は多いでしょう。しかし、様々なことには基本的なルールが存在します。ルールを守らなかったことで大変なトラブルに巻き込まれるかもしれません。その一つが医事紛争であり、医療事故の一歩手前であるインシデント発生もルール遵守と深く関係しています。インシデントの防止には業務プロセスの変更が必要であり、適切な診療記録作成がその有効な手段となります[2]。また、行った医療行為の正当性を医療裁判で証明するためにも診療記録は重要です。

　医事紛争になる原因の一つは、診療記録に患者側が知りたい内容が書かれていないことによって病院側が何かを隠しているのではないかと患者側が疑ってしまう、あるいは本当に何が起こったのか知るためには医療裁判をするしか方法がないと患者側が考えてしまうことです。患者側が診療記録の改ざんを疑った場合にも同様に医事紛争が発生します。最近は、電子カルテが多く用いられていますので、コピー＆ペーストであたかも記録ができているかのように装うことが可能になりました。しかし、医事紛争を防ぐためには診療記録の記載内容の適正さが求められるのであって、記載された量ではありません。本来変化すると考えられる診察所見やアセスメントなどにコピー＆ペーストが繰り返されていると、「書いていないに等しい」とみなされて、記録の信頼性が損なわれる危険もあります。

　第3章で述べるように、診療記録は開示されて人に見られるものであり、患者と医療者のコミュニケーションの上でも重要なものです。結果が不確実な医療において、発生した医療事故が医事紛争に発展するかどうかには、患者・医療者関係が大きな要因となります。人は、治療過程などのプロセスと治療成果などのアウトカムを別々に評価でき、治療過程で良くしてもらったという満足感が、不満足な結果を受け入れやすくしてくれます[3]。医療事故に対する不満の軽減には、事故発生後の対応が鍵となるだけではなく、インフォームド・コンセントを含む診療プロセスもとても大切です。

診療記録は、診療プロセスを患者側が知るためにも存在します。ほんの少しのすれ違いで患者が診療プロセスに納得できないというだけでも医事紛争に発展することがあるのです。医療者が身に付けるべきリスクマネジメントの ABCD の D は記録することです（表2）[4]。

表2 診療医療者が身に付けるべきリスクマネジメント

A	Anticipate 予見する 事故を予見して起こらないようにし、患者・家族の感情的反応を予見して誠実に対応することで医事紛争を防止する
B	Behave 態度を慎む 日頃から患者に親身になって診療し、分かりやすく説明する
C	Communicate 何でも言い合う 傾聴によって信頼関係を築き、医療チーム内で情報を共有する
D	Document 記録すること

　2005年、私は初期臨床研修医（以下、研修医）のインシデントを減らす方法を求めて、九州大学で開催された医療ネットワーク学講座「医療事故・患者の苦情のための人材養成講座」に参加しました。講座の修了課題レポートで提案したのが、記載を改善して適切な診療記録にするための「模擬カルテ開示」でした。「模擬カルテ開示」は、記録監査で改善の必要があるとされた記録やインシデント事例などの記録をもとにシナリオを作成し、カルテ開示の口頭説明場面をロールプレイする体験学習です。その後、筆者が勤務する病院の研修医だけでなく、医療事故・紛争対応研究会主催の医療安全管理者人材養成講座受講者、医療事故・紛争対応研究会セミナー参加者、複数の病院での医療安全研修会の出席者らに「模擬カルテ開示」を体験してもらい、体験者から「役に立った」「楽しかった」と好評を得ました。そこで、より多くの人に「模擬カルテ開示」を知ってもらえるよう、本にして紹介することにしました。

　筆者が医療安全管理と記録について研修を担当する際に前半で行う講義の部分を、第1部「医事紛争を防ぐことができる記録とは」として、第1章から第5章に示しました。医事紛争を防ぐには、適切に記載された記録が存在し、開示でき、患者が診療プロセスを納得できることが必要です。第1章で診療記録記載の目的を、第2章で望ましい記載方法を確認します。カルテ開示については第3章で述べ、診療記録は人に見られるものであることを再確認します。この章では、どの人にも見せられる倫理的に配慮した記載方法を具体的に示します。第4章にはインフォームド・コンセントの記載のポイントを解説し、第5章で、医療裁判における記録の位置付けから医療安全管理における記録の重要性を理解できるように、いくつかの裁判例を提示しました。

　第2部「模擬カルテ開示で記録を改善する」では、体験学習「模擬カルテ開示」を紹介します。第6章に、診療記録の現状を把握して改善につなげる記録監査について目的・方法・意義などを確認します。第7章では「模擬カルテ開示」の方法を示し、「模擬カルテ開示」で用いたシナリオの記載改善例を提示して、望ましい記載の在り方を具体的に解説しました。第8章で、「模擬カルテ開示」が記録改善に有効な仕組

みを考察し、第9章で、学生・研修医などを対象とした「模擬カルテ開示」以外の記載教育の取り組みを紹介しました。

　第3部は「演習と解説」としました。本来「模擬カルテ開示」は2名以上で行うものであり、多職種のグループで体験する方がはるかに楽しいのですが、本書では読者1人でもロールプレイを体験できる方法を示しましたので、演習の形で体験してみてください。

　医師・看護師ともに、SOAPなど記録の書き方の基本は大学や看護学校で学びます。しかし、記録の重要性についてどこまで理解できているのでしょうか。医療現場に出ると先輩の書き方を真似て記録をし、書き方の指導を受けるのは何かトラブルが起こった後だったりします。「知っている」ことと「できる」こと、「できる」ことと「行う」ことはそれぞれ別物です。記録をどう書いたらいいか悩んでいませんか？

　本書は記載方法を解説するテキストでもありますが、さらに、どのようにして記載を改善するのか、その具体的かつ有効な方法を紹介するものです。どの章から読んでもいい構成を心がけました。関連する参考事項について「コラム」で説明し、筆者が研修を担当した時に受けた質問への回答を「Q&A」として各章に挿入しています。第2章と第9章にも演習を設けて、体験から気付いてもらえるようにしました。現場の医師・看護師、医療安全管理者、学生・研修医などの教育指導者はもちろん、診療記録の記載方法について学ぼうとする医療系学生の皆さんのお役に立てれば幸いです。

【目次】

推薦 …………………………………………………………………………………………………… i
はじめに　診療記録をどう書いたらいいか悩んでいませんか？ ……………………………… iii

第1部　医事紛争を防ぐことができる記録とは

第1章　なぜ診療記録は必要なのでしょうか？　──記録する目的は？　　002

1. 診療記録を記載する目的 ……………………………………………………………………… 002
2. 医師記録と看護記録の違い …………………………………………………………………… 003
3. 診療記録の法的位置づけ ……………………………………………………………………… 004
4. まとめ …………………………………………………………………………………………… 004

第2章　望ましい診療記録の記載方法とは　　005

1. POS（Problem Oriented System） ………………………………………………………… 005
　　1）POSの経過記録 ………………………………………………………………………… 005
　　　　【コラム　総合プロブレム方式】…………………………………………………… 006
　　2）SOAP記録で見られる問題点の対応 ………………………………………………… 006
　　　　【コラム　相手に伝わる記録を書く】……………………………………………… 009
　　　　【コラム　フォーカス チャーティング（Focus Charting）】……………………… 009
2. 望ましい記載方法　──5つのポイント …………………………………………………… 010
　　　　【コラム　クリティカルパス】……………………………………………………… 010
　　　　【コラム　記載の時間短縮を図る対策】…………………………………………… 013
　　　　〖Q&A　勤務交代後に記録修正が必要となった時にどうするか？〗…………… 013
　　　　〖Q&A　バイタルサインが検温表にある場合でも、看護師の経過記録に
　　　　　　　　再度記載するべきか？〗……………………………………………………… 013
　　　　〖Q&A　医師事務作業補助者（クラーク）が医師の口述内容を入力して
　　　　　　　　良いか？〗…………………………………………………………………… 014
　　　　【コラム　電子カルテ】……………………………………………………………… 014
　　　　〖Q&A　コピー＆ペーストが多いのはどうか？〗………………………………… 014
3. まとめ …………………………………………………………………………………………… 014

第3章 カルテ開示 —— 誰にでも見せられる記録ですか? 015

1. カルテ開示に関する裁判例 ……………………………………………………… 015
2. カルテ開示に応えられる診療記録 ……………………………………………… 016
   〚Q&A　カルテ開示の口頭説明にリスクマネジャー（医療安全管理者）は
   　　　同席するのか?〛 ………………………………………………………… 018
   【コラム　メディエーション】 …………………………………………………… 018
3. まとめ ……………………………………………………………………………… 018

第4章 インフォームド・コンセント —— 説明状況が記録から分かりますか? 019

1. インフォームド・コンセントに関する裁判例 ………………………………… 020
   〚Q&A　インフォームド・コンセントが免除されるのはどういう場合か?〛 …… 021
   〚Q&A　同じ質問が繰り返される場合の対応は?〛 ……………………………… 022
2. 医師記録に記載するインフォームド・コンセントの内容 …………………… 022
3. 看護記録に記載するインフォームド・コンセントの内容 …………………… 023
4. インフォームド・コンセントにおける留意事項 ……………………………… 024
5. 医療事故発生時のインフォームド・コンセントと記録 ……………………… 025
   〚Q&A　診療記録に「謝罪」と書いても良いか?〛 ……………………………… 026
6. まとめ ……………………………………………………………………………… 026

第5章 なぜ医療安全管理に記録が重要ですか? —— 裁判例を見てみましょう 027

1. インシデント・医療事故の発生要因 …………………………………………… 027
2. 医療行為における法的責任とリスクマネジメント …………………………… 027
   【コラム　債務不履行と不法行為】 ……………………………………………… 029
   【コラム　立証責任】 ……………………………………………………………… 029
   【コラム　時効】 …………………………………………………………………… 030
3. 裁判で問題となった記録の内容 ………………………………………………… 030
   〚Q&A　改ざんと誤解されないために、追記・修正はいつまでにすれば
   　　　良いか?〛 ……………………………………………………………… 033
   【コラム　改ざん】 ………………………………………………………………… 033
   〚Q&A　損害賠償請求可能な20年間、診療記録を保管するのか?〛 …………… 035
   【コラム　面倒な作業】 …………………………………………………………… 035
4. 診療記録記載の留意点 —— 各論 ……………………………………………… 036
   1）医療事故発生時 ………………………………………………………………… 036

　　　　【コラム　医療事故調査制度】……………………………………………… 037
　　2）急変時 ………………………………………………………………………… 037
　　3）救急 …………………………………………………………………………… 038
　　4）身体抑制 ……………………………………………………………………… 038
　　5）転倒・転落 …………………………………………………………………… 039
　　6）暴言・暴力、クレーム ……………………………………………………… 039
5　まとめ ……………………………………………………………………………… 040

第2部　「模擬カルテ開示」で記録を改善する

第6章　記録を見直していますか？──記録監査　042

1　記録監査の必要性 ………………………………………………………………… 042
2　記録監査の種類 …………………………………………………………………… 042
3　記録監査の効用 …………………………………………………………………… 043
4　記録監査の問題点と対策 ………………………………………………………… 043
　　〚Q&A　医師記録監査はどのようにアプローチしたら良いか？〛………… 044
5　まとめ ……………………………………………………………………………… 045

第7章　「模擬カルテ開示」とは　046

1　「模擬カルテ開示」の流れ ……………………………………………………… 046
　　1）60分で行う「模擬カルテ開示」…………………………………………… 046
　　2）30分で行う「ミニ模擬カルテ開示」……………………………………… 048
　　3）参加人数が少ない場合の「模擬カルテ開示」…………………………… 049
2　「模擬カルテ開示」で用いたシナリオの記載改善例 ………………………… 050
　　1）転倒・転落例（一部フォーカス チャーティング看護記録例示）……… 050
　　2）身体抑制例（一部フォーカス チャーティング看護記録例示）………… 053
3　「模擬カルテ開示」とロールプレイ …………………………………………… 056
4　「模擬カルテ開示」とシミュレーション ……………………………………… 057
5　「模擬カルテ開示」を行う場合の問題点と対応 ……………………………… 057
6　まとめ ……………………………………………………………………………… 059

第8章 「模擬カルテ開示」の有効性　060

1 体験者の評価　060
1) 臨床研修医の「模擬カルテ開示」　060
2) 医療安全研修実施施設での「ミニ模擬カルテ開示」　060
3) 医療事故・紛争対応研究会　人材養成講座での「模擬カルテ開示」　061

2 有効性の仕組み　061
1) アクティブラーニング　061
2) リフレーミング　062
3) 気付き　062
4) 変わる　062
5) 「模擬カルテ開示」は楽しい　063

3 まとめ　063

第9章 記載教育における他の取り組み —— 学生・研修医などを対象として　065

1 研修医を対象とした記載教育　065
2 医学生を対象とした記載教育　066
3 看護師記録勉強会　067
4 看護学生を対象とした特別講義　067
《Q&A　医師記録を書かない医師にどうしたら書かせることができるか？》　068
《Q&A　医師記録の改善、看護記録の充実にどう取り組めば良いか？》　069
5 まとめ　069

第3部 演習と解説 —— 実際に「模擬カルテ開示」を体験しよう

第10章 シナリオの使い方　072
【コラム　「模擬カルテ開示」でのエピソード】　074

第11章 さあ、やってみよう！　076

1) 末梢神経障害例（看護記録）　076

2）帯状疱疹後神経痛例（看護記録）……………………………………………… 080
3）採血による末梢神経損傷例（医師・看護記録）………………………………… 084
4）問題行動とされた例（医師・看護記録）………………………………………… 088
5）薬中止の説明不足が疑われる例（医師・看護記録）…………………………… 092
6）中心静脈カテーテル（CVC）挿入時の気胸発症例（医師・看護記録）……… 096
7）内視鏡的逆行膵管造影術後に手術となった例（医師・看護記録）…………… 100
8）腹腔血管造影検査後の急変例（医師・看護記録）……………………………… 104
9）経管栄養患者で発生した肺炎例（看護記録）…………………………………… 108
10）転倒して骨折した例（医師・看護記録）……………………………………… 112
11）夜間せん妄例（医師・看護記録）……………………………………………… 116
12）術後せん妄例（医師・看護記録）……………………………………………… 120
13）ライン自己抜去例（医師・看護記録）………………………………………… 124
14）転院についてのインフォームド・コンセント例（医師・看護記録）……… 128
15）家族より「納得いかない」と言われた死亡例（医師・看護記録）………… 132

おわりに「模擬カルテ開示」はクレーム対応にも使えます ………………………… 136

参考文献 ………………………………………………………………………………… 137
索引 ……………………………………………………………………………………… 140

第1部
医事紛争を防ぐことができる記録とは

- **第1章** なぜ診療記録は必要なのでしょうか？
  ——記録する目的は？
- **第2章** 望ましい診療記録の記載方法とは
- **第3章** カルテ開示
  ——誰にでも見せられる記録ですか？
- **第4章** インフォームド・コンセント
  ——説明状況が記録から分かりますか？
- **第5章** なぜ医療安全管理に記録が重要ですか？
  ——裁判例を見てみましょう

第1章 なぜ診療記録は必要なのでしょうか？
──記録する目的は？

1 診療記録を記載する目的

病院には診療に関する諸記録を備えておくことが義務付けられています（医療法21条）。日本診療情報管理学会が2006年に定めた「診療録記載指針」には、記載の基本的考え方が示されており（表1）[5]、これを踏まえて、診療記録を記載する目的を4項目にまとめました。

表1 記載の基本的考え方

1. チーム医療のために共有される記録・情報 他職種が記載内容を理解でき、円滑な業務が実施できるようにする
2. 患者の個人情報。開示請求に堪えられる記載とするとともに個人情報を守る
3. 説明責任を果たし、適正な医療を実施していることを示す
4. 医療の質と安全や効率を評価し、その向上を図るために活用する
5. 臨床研究と教育・研修に役立てる

1）すべての医療職の専門的行為を支援するチーム医療の共通媒体

自分達の仕事内容・役割を明確にしてお互いに不足している部分を補い、患者に最良の医療を提供するためにチーム医療があります[6]。症状・所見・治療計画などを記載することで[1]、患者の状態をチームで共有して治療を継続でき[7]、診療記録を事後的に検証することで、診療が適切であったかどうか、プロセスを評価することもできます[5]。診療記録はすべての医療職の専門的行為を支援します[8]。

2）患者と医療者のコミュニケーションの基本媒体

患者満足度を向上するのに、患者と病院職員とのコミュニケーションの円滑化は必須です。診療記録を用いたコミュニケーションには、患者の訴えと訴えに対する医療者の対応が記載されていることだけでなく、患者自身が自分に行われた治療を後から確認する機会となるカルテ開示（第3章参照）や[7]、インフォームド・コンセント（第4章参照）の記録が関わります。診療記録は職員同士の情報共有コミュニケーションの役割を持ち、患者の安心と医療事故防止（第5章参照）の有効な手段になります[9]。

3）医療行為の証明手段

診療記録は、裁判において医療過誤や犯罪行為にあたる事実を証明するために使われる文書となります（第5章参照）[8]。医療訴訟の場合、医療者の証言の信用力は弱く、診療記録の記載内容から医療行為の有無を判断されます[10]。記載がない場合には、行った医療行為を証明する手段が診療記録以外にないと「診療を行わなかった」、または「医学的な判断をしていない」とみなされることがよくあります。このため、患者の病状に

変化がない場合でも「病状に変化なし」と記載する必要があります[1]。

　記載することは医療行為に抜けているものがないか確認する機会となり、医療行為の失敗を減らすとも報告されています[7]。診療記録は私的なメモや日記ではないことを十分意識して、外来患者は受診の都度、入院患者は原則毎日、事実を正確かつ客観的に記載することが求められます[1]。

4）教育・研究・病院経営の基本情報

　診療記録は、医療関係者の教育あるいは臨床研究を支援するだけでなく[8]、病院の管理統計資料、診療報酬を請求する根拠として[7, 10]、病院経営の根幹をなします[1]。記載していないにもかかわらず診療報酬請求が行われた場合は不正請求とみなされて、該当する診療報酬分を返還しなければならないばかりか、記録管理不備の場合には50万円以下の罰則規定もあります（第5章参照）[10]。

2 医師記録と看護記録の違い

　看護記録とは、看護実践の過程を記録したものです。看護師の責任範囲を超える傷病名の診断、治療方針の決定などの記載はしません。医師記録はある時点の「点の記録」ですが[5]、24時間患者のそばにいて患者の一連の状態変化を把握できる看護記録は時間を追って書かれた「線の記録」であり[5]、「期間」や「面」の記録であると言われます[11]。看護記録も診療記録の一つですので記録する目的は1節に示した内容に準じますが、看護の視点から看護記録の担う役割を4項目にまとめました。

1）診療経過の把握を容易にし、チーム医療における情報共有と医療行為の裏付け[5]

　患者の心身状態・病状・生じた問題、必要とされたケアに対する看護実践と経過・その結果、患者の反応に関する情報を提供し[12]、看護実践の根拠および質を証明します[12, 13]。

2）コミュニケーションを図る重要なツール[5]

　医療チーム間、患者と看護者の情報交換の手段となるように[12, 13]、ほかの職種と協調し、矛盾や不整合がないように記録する必要があります[11]。

3）医療の透明性の担保[5]

　看護記録は診療経過の証拠となる法的資料の役割を持ち[13]、「時系列に整理された信頼性の高い記録」と裁判所は見ているので[14]、裁判において、看護記録は医師記録と同様またはそれ以上に価値があります。

4）法律の規定、施設基準の要件を満たしていることの証明[12,13]

診療報酬請求の根拠として病院経営に役立つほか、ケアの質向上およびケア開発の資料とするなど[12]、教育・臨床研究の資料として役立ちます[5]。

3 診療記録の法的位置づけ

医師法24条に「医師は、診療をした時は、遅滞なく診療に関する事項を診療録に記載しなければならない」とあり、医師記録は法律で記載することを義務付けられています。また、医師法施行規則23条や療養担当規則9条などで医師記録に記載すべき内容および5年間の保存が定められています[1]。助産記録の記載も保健師助産師看護師法42条で規定されており、保存期間は5年間です。これらの記録は、法律で義務付けられていて書かないと罰せられるから書いているのでしょうか？

一方、看護記録は法律に記録に関する規定はありません。しかし、医療法22条および医療法施行規則21・22条において2年間の保存、健康保険法に基づく保険医療機関及び保険医療療養担当規則9条において3年間の保存が義務付けられています。記載に関する規定がない看護記録は書かなくてもいいのでしょうか？

本章で記録する目的を知った上で、第3章「カルテ開示」、第4章「インフォームド・コンセント」、第5章「なぜ医療安全管理に記録が重要ですか？」を読み進めると、医療者・患者両者にとって医師記録はもちろん大切ですが、看護記録もいかに大切かが理解できると思います。

4 まとめ

診療記録を記載する目的は、1）すべての医療職の専門的行為を支援するチーム医療の共通媒体、2）患者と医療者のコミュニケーションの基本媒体、3）医療行為の証明手段、4）教育・研究・病院経営の基本情報となることです。看護記録は、医師記録と違って「線」・「期間」・「面」の記録としての役割を持ちます。診療記録記載の充実は、チーム医療の実践・医療安全の管理における必要かつ有効な手段であり、法的義務で強制されるからという消極的な理由ではなく、医療者にとって必須のものだから診療記録は書かなければならないのです。

第2章 望ましい診療記録の記載方法とは

1 POS（Problem Oriented System）

POSは、1968年にDr. Lawrence L. Weedによって開発され[1,15]、J. Willis Hurstらが啓蒙活動を行って普及しました[16]。POSとは、記録の書き方の決まりではなく[17]、患者の抱える問題の解決に向けて、医療職側が共同して対処する方法の一つで、表1に示す4つの特徴を持ちます[18]。

表1 POSの特徴

1. 患者の問題を中心に据える診療とケア（patient-oriented）
2. 問題解決手順を踏む論理的診療（problem-solving）
3. チェック機構による診療の質と教育内容の向上（audit）
4. 情報共有によるチーム医療の実現（health-care team）

POSに基づいた診療記録では、医師が何を問題とし、どうしようとしているのかを、すべての医療関係者が知ることができます[8]。指導医など担当医以外の医師が書いている場合でも、担当医としての自分の記録も必ず残しましょう[19]。医師以外の職種では、それぞれの役割に基づいた問題を見つけることになります[17]。また、診療記録は医療者間のコミュニケーションの手段ですので[1]、誰が見ても理解できるように平易な文章で書く必要があります[8]。さらに、作成された問題志向型診療記録POMR（Problem-Oriented Medical Records）を監査（audit）することで医療の質を高め、医療者の教育につなげることができます[1]。POSに基づいた看護記録は、問題志向型看護記録PONR（Problem-Oriented Nursing Records）とも呼ばれ、医療現場でよく用いられています。

1）POSの経過記録

まず、問診・診察・検査などから集めたデータを整理して、問題（プロブレム）リストを作成します。各問題には「#」を付けて、問題番号と問題名を表示します（例：#1 心不全、#2 糖尿病）。POSの経過記録は、各問題についてSOAPで記載しますが（表2）[17,20]、2つ以上の問題番号を併記して共通する経過記録を記載しても良いとされます（表3）[18]。

表2 SOAPが示す内容

S（Subjective data）	患者・家族が話したことなど主観的情報
O（Objective data）	観察など医療者が行った内容とその際に得られた客観的情報
A（Assessment）	SとOから考えられる医療者の評価・診断・考察
P（Plan）	医療者の判断・治療方針・患者教育計画

表3 2つの問題番号を併記した経過記録の例

	#1 急性肺炎、 #2 好中球減少症
S	黄色い痰が出ます
O	右下肺野に肺雑音聴取。体温38.0℃、血圧120/80、SpO$_2$ 98%、WBC 1500（好中球500）/μl、CRP 15.0mg/dl
A	好中球減少に伴う肺炎と考える。原因菌によっては抗生物質の変更も必要
P	喀痰培養、個室隔離（マスク、手洗い、無菌食）、好中球減少の原因精査（内服薬の副作用確認、血液内科医にG-CSF投与について相談）

　SとOの区別は相対的なものとされますが[17]、以下にコラムで紹介する総合プロブレム方式に基づく診療記録では、SとOを明確に定義します（表4）[19]。患者がどのような状態であるかが分かるように整理されたSOAP記録を書くには、SとOの記載内容からAさらにPの順に一貫性をもたせるのがポイントです[20]。

　Aは集めた情報を分析して問題を見出し、医療行為の方向性を決定することです[21,22]。患者に対する医療者の現状認識であり、Pの理由となります[17]。事実の記載がないAは主観にすぎませんから[22]、事実を根拠にして判断するようにしましょう。医療に直接関係しない事項は記載する必要はありません。

コラム　総合プロブレム方式

　総合プロブレム方式の特徴と利点は、主治医がどの資料を根拠にして病気を評価し、診断と治療を進めたのか分かることである[23]。栄養、睡眠、排泄、家族、財政、仕事などを含んだ情報からプロブレムを登録する[23]。プロブレムは1つの名詞で表記し（例：病名のほか、不眠などの症状でも良い）、「〜の除外」、「〜の既往」、「〜の疑い」は用いない[23]。総合プロブレム方式を基本とした記載の「型」を表4に示す。他科コンサルトでもらった意見はSに記載するのが原則で、Aにコピー＆ペーストはしない[19]。

表4 総合プロブレム方式を基本とした記載の「型」

S	他人（患者や家族、前医など）を通して収集した過去から現在に至る間接的な情報
O	現時点で医師自身や同僚が入手した直接観察による所見
A	記載者の意見。鑑別診断と根拠、根拠を踏まえたおおまかな方針を含む
P	計画。内容ごとにTx）治療、Dx）診断・経過観察、Ex）説明・教育、Px）疾患予防・健康増進、Wx）福祉サービス・退院調整とする

2）SOAP記録で見られる問題点の対応

　記録の監査で改善を要すると判断されるいくつかのパターンを紹介します。

① Sに記載がない

裁判では記載のない医療行為は行っていないと判断されます（第5章参照）ので、Sにまったく記載がない場合と「症状がない」と記載する場合とでは意味が異なります[18]。Sの情報、特に重要な陰性所見の記載を忘れないようにする必要があります[24]。

演習　左右を比較して、どのような印象・感想を持ちますか？

S	
O	血圧200/100、脈拍80、Hb20g/dl
A	多血症に伴う高血圧による頭痛
P	瀉血による降圧・鎮痛効果を見る

S	頭痛があるが、吐き気はない
O	血圧200/100、脈拍80、Hb20g/dl
A	多血症に伴う高血圧による頭痛
P	瀉血による降圧・鎮痛効果を見る

> Sの記載がないと、患者とコミュニケーションをとらずに、医学的判断だけをしているように見えませんか？

② SとOの反復だけ

SとOを反復するだけではAもPも生まれません[18]。SとOを繰り返すくらいなら、救急場面の記録のように経時記録とした方が潔いでしょう。問題意識を持って問診・観察・診察を行い[18]、考えるに至った情報をSとOに書くようにしましょう[22]。

演習　左右を比較して、どのような印象・感想を持ちますか？

S	頭痛はあるが、吐き気はない
O	血圧200/100、脈拍80、Hb20g/dl
S	頭痛もあり、高血圧が心配です
O	BP180/98、P84

S	頭痛はあるが、吐き気はない
O	血圧200/100、脈拍80、Hb20g/dl
A	多血症に伴う高血圧による頭痛
P	瀉血による降圧・鎮痛効果を見る

> SとOだけの記載は、患者の訴えを放置し、診療や看護ケアを実施していないように受け取れませんか？

③ SとOが一致しない

患者の発言が何を意味しているのか把握できていないか、患者の思いを医療者が受け止めていないことが考えられます[25]。患者の思い・意向を確認してSに記載し、関連するデータをOに記述するようにしましょう[25]。

演習　左右を比較して、どのような印象・感想を持ちますか？

S	頭痛もあり、高血圧が心配です
O	肺雑音なし、腹部所見異常なし
A	XPからも肺炎は否定的
P	抗生剤の中止を検討する

S	頭痛もあり、高血圧が心配です
O	血圧180/98、脈拍84
A	高血圧による頭痛と考える
P	高血圧の原因を精査する

SとOが関連していないと、患者の訴えを無視しているように感じられませんか？

④ OとAが同じ

OにはAの根拠を記載すると分かっていないためだと考えられます[25]。医療は根拠を持って行うものであり、患者の反応や行った処置・ケアの結果を観察することで根拠が見えてきます[21]。Oには自分の解釈を書かず、事実や状況の記述に徹して客観的な事実だけ記載すると良いでしょう[26]。

演習　左右を比較して、どのような印象・感想を持ちますか？

S	頭痛はあるが、吐き気はない
O	血圧200/100、脈拍80
A	血圧が高い
P	降圧剤を処方し、効果を見る

S	頭痛はあるが、吐き気はない
O	血圧200/100、脈拍80
A	高血圧による頭痛と考える
P	降圧剤を処方し、鎮痛効果を見る

OとAの記載が同じだと、よく考えずに薬を投与したように思えませんか？

⑤ AとPが同じ

Aは、患者の状態の解釈と計画見直しのための評価です[25, 26]。Aを根拠とする方針だけで計画がないと何をしていいかわからないので、Pが必要になります[19]。

演習　左右を比較して、どのような印象・感想を持ちますか？

S	頭痛はあるが、吐き気はない
O	血圧200/100、脈拍80、Hb20g/dl
A	高血圧に対し、降圧剤投与が必要
P	上記処方

S	頭痛はあるが、吐き気はない
O	血圧200/100、脈拍80、Hb20g/dl
A	多血症に伴う高血圧による頭痛
P	瀉血による降圧・鎮痛効果を見る

AとPが同じ場合、左下のようにPの内容を略して書くことが多くなります。この場合には、正確な記録という観点から、Pに投与薬剤名などを具体的に記載すると、Pが実行されていることが分かって良いです。

コラム　相手に伝わる記録を書く

　相手に記録の内容が伝わらないのは、誰に何を伝えるか意識していないか、きちんと伝えるための技術が足りないからだとされる[26]。自分の書きたいことが明確でなければ、相手に伝わる記録を作成することはできない[27]。記録を書くこと自体を目的にするのではなく、自分が見聞きして行ったことの中からチームメンバーが必要とする情報を選び出し、短時間で要点が分かるように記録する必要がある[26]。患者に何が起こっていて、それをどのように評価し、行動したのかが分かれば良い[26]。

　自分の記載した記録が相手に伝わるのかどうか、自分自身で気付くのに、本書で紹介する「模擬カルテ開示」は有用である。

コラム　フォーカス チャーティング（Focus Charting）

　フォーカスチャーティングとは看護記録様式の一つで、患者に起こった事実にフォーカスを当てて、関係する情報とそれに対する行為・活動および患者の反応を系統的に記載する経過記録である[1]。Focus は患者の問題点、Data はフォーカスに関する情報（患者・家族の言葉、医療行為、検査など主観的・客観的どちらも）、Action は何をしたか（実際に行ったケア・治療・処置のほか今後の計画も記載する）、Response はどうなったか（反応が得られるまでに時間がかかる場合はすぐに書かなくても良い）で記載する[1, 20]。

　フォーカスチャーティングの良い点は、Focus で取り上げる内容に柔軟性があって自由な観点で記録できること、ケアにおける一連の流れが把握しやすいことである[20]。良くない点は、Focus の内容が人によって異なるため他の日と比較しにくいこと、記録の数が増えやすいことなどがある[20]。適切にフォーカスされているかどうか分かり難く、フォーカスされなかったことについては記載されないため、将来の事故に関わる重要な事実がまったく記載されない恐れがある。第7章に例示する。

2　望ましい記載方法——5つのポイント

　必要な事実が簡潔に書かれているのが良い記録とされます[28]。また、診療記録は医療者が責任を持って行った行為の記録であり、医療行為を証明する目的も持ちますので、いつ誰が記載したのか、行為の時間と記載者が特定できなければなりません。このことは、紙カルテの場合やクリティカルパス（本章コラム「クリティカルパス」参照）を記録に用いる場合に、特に留意すべきです。医事紛争化に対応するだけでなく現在の診療に生かすためにも、以下の5つのポイントを身に付けてほしいと思います。具体的には第7章と第3部に示したシナリオ解説をご覧ください。

> **コラム　クリティカルパス**
>
> 　クリティカルパス（パス）は、各スタッフの役割・目標が明確化され、治療プロセスを経時的に表に示した診療計画表である。通常、医療者用と患者用の両者を作成する。治療の標準化（医師による差をなくす）ができ、スタッフが作業内容を相互理解してチーム医療を行い、業務改善もできる。疾患ごとに治療内容だけでなく、食事・清拭・安静度などが網羅されていることで、患者に入院から退院までのプロセスを説明するのに役立つ。観察所見を記載できるスペースを設けたパスは、記録の一部にすることが可能である。退院後の治療計画も含めたパスには、地域医療連携パスなどがある。

1）事実を客観的に記載する [24, 29]

　診療記録の記載において、医療者側の主観をまったく排除することはできないまでも、客観的記載を意識して心がけましょう[7]。単に「変化なし」ではなく、何を観察したか具体的に書くのが望ましいです[30]。判断根拠に自信がないと曖昧な表現になるので、自分の考え・判断を患者や医療スタッフに確認し、根拠を明らかにして記載しましょう[27]。

　インシデントの状況を記載することも求められます[2]。書きたくないかもしれませんが誤投薬も記載する必要があり[7]、この場合は誤投薬と明記するのではなく、患者に実際に投与した薬剤名と量を記載すると良いでしょう。

　ただし客観的記載の例外として、セクハラの内容はその一部を明記せず、読み手がその内容を想像できる程度に「○○」で書いても良いとされています[7]。また、攻撃的な状況では、「強い口調で言う」など説明できる表現を用いるとともに、患者を公平に見ているか自身に問うことも必要です。

2）観察だけでなく、行った内容、それに対する患者の反応も記載する [28]

　患者の主訴のみの記録は、患者の問題点を強調するだけで、きちんと診療していなかっ

た印象を与えかねないので避けましょう[24]。また、問題点だけを書くと、トラブルが生じた時に「当時から注意すべき状態だった」と誤解される可能性があります[24]。診察・観察して問題がなかったか、診察・処置の内容も記載したか、主訴以外の重要な陰性所見を記載したか、をチェックして記載する必要があります[24]。さらに、問題情報を書くだけでなく、その問題に対処して改善を試みるとともに経過を記録に残すべきです[24, 28]。仮に問題が解決しなかったとしても、当時ベストを尽くしたことを示す記録が必要です[24]。

3）判断だけでなく、その根拠も書く

判断の根拠となった所見が記録されていなければ、当時の患者の状態自体が争いの種になり、当時の状態を証明できずに「当時の判断は不適切」と誤解されることがあります。判断の根拠となった事実関係や所見について記載しましょう[24]。例えば、「理解していない」という記載は、記載者が「患者が理解していないと思っている」ことを示しているだけなので、なぜそう思ったか理由を書く必要があります[7]。

また、当初診療記録に書かれた診断名と確定診断名が異なる場合、患者側は、「誤診だった」と捉えてしまいがちなので、確定診断をするまでは断定的表現を避け、鑑別診断すべき疾患名も記載しておきましょう[24]。

病態が安定していても、病態が安定していると判断した過程を記録する必要があります[31]。何か変化していないか、行った看護ケアなどの効果はどうかなど、変化がないとする根拠はどこにあるのかという視点を持って書かれた看護記録は、実践と思考の過程が見え、看護の質を高めるとされます[25, 31]。

4）表現は正確かを確認する

数字は正確に記載する必要があり、計測できる部位であれば〇cm×〇cmなどスケールで計測して値を書き[20, 24]、計測できないものは目で見たそのものをイメージしやすくコップ半分、500円玉大などと書いてください[20, 22]。「必要時」もいつか分からないので具体的に「〇〇の場合」とします。また、深夜勤務帯などと書かずに時間経過が分かるよう実施時間を正確に記載することは特に大切で[28, 29]、その詳細は第5章でとりあげます。

正しい日本語・英語、記載基準を守る様式・記号・略語を使用することは言うまでもありません[29]。裁判に際しては、医療の専門家ではない裁判官が理解できるよう、英語や略語の部分を日本語で解説した診療記録の提出を裁判所から要求されることがあり、その作業はとても面倒です（第5章コラム「面倒な作業」参照）。患者にカルテ開示をすることも考慮し、できるだけ日本語での記載を基本とした方が良いでしょう。

「拒否」は強い言葉なので避けた方が良いです[22]。業務記録に敬語や丁寧語を使用する必要はありません[22]。疑問符（？）・感嘆符（！）・顔文字は用いないようにし[22]、Sに記載した患者の言葉が質問であることを示す「？」の使用に留めましょう。「、、、」も意味が明確に伝わらない可能性があるので使用せず、伝えたい内容を文章にしましょう。

5）追記・修正を適切に行う

　記録が事実と異なる、あるいは不足があればそのまま放置せず、正しく訂正・加筆されなければなりません[28]。追記では、追記を記載した日と記載者を忘れないように書き[7]、電子カルテの訂正・追記は、同一ファイルの中に訂正なのか追記なのかを必ず明示して入力するのが良いでしょう[32]。紙カルテの場合、修正は訂正前の字句が読めるように2本線で消し、訂正日・時刻・訂正者サインをします。訂正に修正液を用いたり、簡単に消すことのできるボールペンなどを使用してはいけません。

　診療情報の証拠保全が行われる場合、裁判所が電話してきてから1～2時間で保全執行者と立ち合いの相手方弁護士などが病院に来るので、連絡を受けてから追記・修正する時間はありません[7]。法的には、追記はいつでもどの段階でも可能ですが[7]、改ざんと疑われないためにも、追記の必要性が分かった時点ですぐに行うことが望ましいでしょう。追記・修正を含め診療記録を作成するのは、原則は記載事実を体験した人だけです[7]。追記・修正と改ざんの違いについては、第5章を参照ください。

表5　望ましい記載方法の例

改善を要する記載例	望ましい記載例	改善ポイント
診察依頼もなかなか来てくれなかった	○○　診察依頼 △△　医師訪室	依頼した時間と診察時間を記載する[29]
VS異常なし	血圧（BP）○、脈拍（PR）△ 呼吸数（RR）□、 体温（BT）℃	バイタルサインと記し、具体的数値を記載する[30] 医療機関で許可された略語であれば使用しても良い
意識レベル低下	声かけに開眼 JCS ○○	状況を記載するか、意識レベル評価のスケールに準拠して表記する[7]
苦情、クレーム	要望、希望	受け止め方、捉え方を変える
しつこく	○回繰り返して△△する	客観的に記載する
いまーつ		曖昧であり、客観的値を記載する[29]
頻回、何度も	1時間に○回[7]	数字で表記する[29]
汚い色	黄緑色、黄土色	具体的に色を表現する[29]
「頑固」	説明に同意した行動なし 「頑固な人」と妻の言葉あり	記載者の主観は記載しない 家族の発言内容を用いると良い[29]
必要か？	必要と考えられる[29]	曖昧な表現でもあり、？は用いない
心配性	「すぐに心配になってしまう」と話す[28]	判断の根拠となった本人の発言などを記載する
体交 ガス抜き R苦	体位交換[29] 排気[29] 呼吸苦[20]	略語を適正に使用する
ボケ症状	○回説明したが理解した様子が見られない	ボケは正式な用語ではない 倫理的配慮をして状況を記載する
反応が鈍い	話しかけても返答なし[29]	客観的に状態を書く
やらせてみる、させる	実施してもらう	指示・命令的表現はしない
指示を仰ぐ	指示を受ける[20]	職員間の誤った敬語は使わない

コラム　記載の時間短縮を図る対策

看護師から「記録に時間を取られると患者のそばに行けない」とか、「記録のために超過勤務になる」という声を聞く。記録に時間を要する理由として、多くのことを書きすぎる、アセスメントが書けずに悩む、ケア後に書くため思い出すのに時間がかかる、重複記録が多いなどがある[22]。まとめ書きは記録の正確性・信頼性を低下させうるので[30]、後で書く場合にはメモ書きをしておくと良い。電子カルテのノートパソコンを患者のそばに持って行くメリットの一つは、その都度記載できることである。

記録記載時間の短縮を図るためには、以下のことに気を付けると良い。
①焦点を当てるべきことに注目して、必要な情報のみを整理して書く[22, 29]
②ケア後すぐに記録を書くように努める[22]
③特記すべきことがない場合は、検温表に記録したデータは経過記録に記載しないなどして、重複記録を防ぐ[22]
④各医療機関で使用が許可されている略語を使用する[7]

Q&A

Q　勤務交代後に記録修正が必要となった場合にどうするか？

A　自身が事実を確認できた内容であれば、事実確認した別の職員が「追記」として、追記した職員名を明らかにして修正内容を含む記載をする。このように記録が修正された場合は、その後、本人が勤務に出てきてから更に修正する必要はない。また、体験者に電話で聞き取った内容を別の職員がカルテ記載する場合は、(日付＋○○看護師より聞き取り)と明記して、自分が聞き取りした事実を記載する形で聞き取り内容を記載する[7]。

Q&A

Q　バイタルサインが検温表にある場合でも、看護師の経過記録に再度記載するべきか？

A　検温表は定時に観察されて作成されるので、観察点の間に患者の状態・経過に変化がなければ、重複記載しないことは記載時間節約のためにも合理的である。しかし、急変時など短い間にバイタルサインをチェックしていく場合には、検温表ではなく経過記録に記載する必要がある。また、重症記録に移行する場合は、その旨を経過記録に記載する。

Q&A

Q 医師事務作業補助者（クラーク）が医師の口述内容を入力して記録して良いか？

A クラークは医師の口述内容を代行入力することができるが、必ず医師が入力内容を確認して記載内容を承認する必要がある。医療事務作業補助体制加算を保険請求する場合は、施設基準として、クラークは6ヶ月の研修期間内に32時間以上の研修を受け、「診療録等の記載・管理および代筆・代行入力」のほか、医療法、個人情報保護、医療内容や用語、電子カルテシステムなどの基礎知識を習得することが求められている。

コラム　電子カルテ

電子カルテ普及の功績には、情報の一元化により情報共有を推進してチーム医療をサポートすること、診療情報を容易に処理できることによる利用価値の向上、診療情報管理業務の円滑化が挙げられる[5]。しかし、スムーズに情報が伝達されても、正確かつタイムリーに入力しなければ意味がなく[9]、情報が正確に入力されていることが前提であるため、些細な入力ミス・入力忘れから大きな事故につながる可能性もあることに留意すべきである[9]。

Q&A

Q コピー＆ペーストが多いのはどうか？

A 患者の状態は日々変化しており、現時点で必要な情報は過去の情報すべてであるとは限らない。過去の情報の中から必要な部分をコピーするのは診療に有用である。しかし、コピー＆ペーストだけで、その内容に変化がなければ、実際に診察・観察していないのではないかとの疑念が生じる。さらに、多量にコピーされると、何が現時点で問題かなどを他者が把握しにくくなる。コピー＆ペーストを上手に利用しながら、必要事項を簡潔に記載する能力も記載者には求められるのである。

3　まとめ

この章では、まずPOSとSOAPで記載する経過記録について解説しました。そして、望ましい記載方法として、1）事実を客観的に記載する、2）観察だけでなく、行った内容、それに対する患者の反応も記載する、3）判断だけでなく、その根拠も書く、4）表現が正確かを確認する、5）追記・修正を適切に行う、という5つのポイントを挙げました。

第3章 カルテ開示
——誰にでも見せられる記録ですか？

　カルテ開示とは、診療記録を閲覧に供すること、ならびに写しまたは要約書を交付することです。2003年に厚生労働省から「診療情報の提供等に関する指針」が出され、カルテ開示は医療従事者と患者等とのより良い信頼関係を構築することを目的として、患者等が患者の診療記録の開示を求めた場合には原則としてこれに応じ、カルテ開示の際に患者等が補足的な説明を求めた時は、医療従事者等は、できる限り速やかにこれに応じなければならないと示されました[34]。ここで示されたカルテ開示の口頭説明場面のシミュレーションが、第2部で紹介する「模擬カルテ開示」です。2005年4月には個人情報保護法が施行され、診療情報は患者への開示が法的に義務化されました[7, 35]。

　開示を求めることができるのは原則患者本人ですが、患者から代理権を与えられた親族などや、患者死亡の場合の遺族も請求できます。15歳以上の未成年者についても本人にのみ開示を認めています[34]。開示することにより、本人または第三者の生命・身体・財産その他の権利利益を害するおそれがある場合などには、診療記録の全部または一部を開示しないことも可能です[34]。また、苦情などの紛争対応記録は診療記録の一部ではないので、開示しなくてよいとされています[7]。カルテ開示によってセカンド・オピニオンを得ることが容易となり、インフォームド・コンセントにも資するとされています[36]。重要なことは患者に客観的な情報を提供することであり、診療記録を開示さえすればいいのだということではありません[37]。情報開示は多くの利益をもたらし（表1）[38]、患者・家族が記録を見ることによって不安や不満を解消できてこそ開示の目的が果たされます[13]。

　なお、医療者と患者が診療情報をリアルタイムに共有できるように、電子カルテの自由閲覧を実現したことで、医師・看護記録が誰でも読みやすい診療記録に変わったという報告があります[39]。患者からアレルギー情報が指摘されて診療記録が修正されるなど、患者の医療への主体的参加が見られたそうです[39]。電子カルテの普及、診療録の開示の習慣化が改ざんの機会を減らすという意見もあります[40]。

表1 情報開示がもたらす利益

1．医療安全向上・有害事象減少によるコスト抑制と患者の苦痛の軽減
2．情報不足または医療提供者が共感的でないと患者が感じる欲求不満と怒りの緩和
3．患者との関係悪化に悩む医療者の苦痛を和らげ、同僚からの支援の促進
4．有害事象についての正直で共感的なコミュニケーションの実現
5．不十分なコミュニケーションが法的手続きにつながる可能性を高めるという懸念の軽減など

1 カルテ開示に関する裁判例

　カルテ開示に必須なのは、当然のことながら診療記録の存在です。診療記録が適切に保管されていることが前提であり、診療記録の紛失や破棄した場合には損害賠償を命じられる場合もあります[41]。裁判例を紹介します。

> **判決** 紛失によるカルテ開示の拒否に対し、損害賠償命令が出された事例
>
> 統合失調症患者が肺炎のため入院した。不穏状態のため、喀痰検査についての理解困難と判断し、喀痰による起炎菌同定は行わなかった。入院6日目に容態が急変して死亡し、遺族は診療記録の開示を書面で求めた。病院側はX線写真、CTフィルムなどを提供したが、診療録のコピーは交付しなかった。その2年後、遺族からの再度のカルテ開示請求を受けて診療録を検索したが、発見できなかった。遺族は病院に治療上の過失があったとして損害賠償を求めて提訴したが、裁判所は請求を棄却した。しかし、証拠隠滅行為により真実を知る権利が侵害されたとした700万円の損害賠償請求に対しては、病院の不法行為を認定し、50万円の損害賠償を命じた（2010.1.28東京地裁判決）。

2 カルテ開示に応えられる診療記録

表2の条件を満たす診療記録が開示に値するとされます[42]。診療記録を記載する行為は、開示によって第三者にも記載内容を見られることが前提になりますから[11]、誰がいつ見ても事実が正しく伝わり、誰が読んでも不快に感じることのない表現と記載内容が必要です[35]。カルテ開示に応えられる診療記録とは、第2章で述べた望ましい記載方法を用い、第5章に述べる記載の留意点を満たすとともに、倫理に配慮した記録でなければなりません。以下に、倫理的配慮をした記載のポイントを述べます。

表2 カルテ開示に値する条件

1. 正確かつ客観的である
2. 判読できる（明解であり、暗号は避ける）
3. 理解できる（読むだけで概要が分かる）
4. 法令・保険診療記録に適合している（医師法や診療報酬請求算定要件など）
5. 改ざんがなく適切に訂正されている
6. 長期保存に耐える（紙カルテでは消えないボールペンを使うなど）

1）人権・人格を侵害する表現はないか[43]

本当にその記述が必要なのか吟味し[44]、診療に必要でない患者の性格や態度についての不適切な意見は記載しないようにします[1]。例えば、「気難しい」「神経質」「頑固な性格」などは扱いにくい性格を表すので記載しないか、家族の言葉を「」を用いて記載すると良いでしょう[35,44]。

「理解力が悪い」という表現は個人の尊厳の否定にもつながりかねません。医療者が患者に理解できる方法で伝えていない可能性もあります[35]。「○回説明したが同じ行動を繰り返している」とか「○回尋ねる」など事実を具体的に記載すると良いです[35]。「やる気なし」「消極的」も、患者の状態について何を表現したかったのか、分かるように

します[45]。誰もが同じ解釈ができるように、判断した根拠を明記して客観的かつ正確に情報を記載することが必要です[45]。また、推測や憶測からの判断で、患者や家族を傷つけてしまうような内容は記載しないようにしましょう[46]。

2）医療従事者が優位であるかのように感じられる表現はないか[43]

何が問題なのかを判断して対応策を行う各プロセスには、偏見や差別が入る余地があり、差別のない記録であるか振り返ってみることが大切です[47]。医療機関での力関係は医療者優位となりやすいため、医療者が優位な立場から指示することは望ましくありません[46]。

指示・命令的表現、職員間の誤った敬語や敬称、権威や権限を表す用語は用いないようにします（表3）[29]。看護記録に上からの目線で「○○を理解させる」等の表現があり、侮辱されたと苦情に発展した例も報告されています[11]。「汚い」、「悪臭」、「しつこく聞く」は観察者の主観であり、それぞれ「○により△が汚染されている」[44]、「においが強い」[29]、「○回同じ質問をしてくる」[29,45]と表現できます。同様に、苦情→要望[29]、家族がつかまらない→留守電になっていたのでメッセージを残した[46]などと記載すると良いでしょう。

表3 医療従事者が優位であるかのように感じられる表現（改善例を矢印で示す）

1. 指示・命令的表現
    例）やらせる→行うように促す、たばこを没収→一時的に預かる
       指示に従わず→説明の結果としての行動を記載する
2. 職員間の誤った敬語や敬称
    例）○先生→○医師、指示を仰ぐ→指示を受ける、説明をして頂いた→説明をした
3. 権威や権限を表す用語
    例）監視する→観察する、許可が下りる→可能となる

3）患者の訴えを放置している状況の記述はないか[43]

患者の主訴のみの記録は、患者の問題点を強調するだけで、きちんと診療していなかった印象を与えます[24]。SOAPのSに記載した患者の発言内容、および患者に尋ねて具体的に明らかになった内容は、SOAPのOAPにつなげて（第2章参照）[27]、対応が誠実に行われたことを記録に残すことが重要です[46]。なお、患者の発言であっても、患者のプライバシーに関することで、診療に必要でないものは記載しないようにします[1]。

4）自分の日記にしていないか[24]

診療記録は自分の日記ではなく、患者のものである重要な記録です[24]。自分の感情のはけ口を診療記録に求めたり[7]、他の医療スタッフとのトラブルおよび他のスタッフに対する非難や批判、自分の診療不備を他人に転嫁するような記載はしてはいけません[1,48]。主観や憶測、決めつけや偏見による表現（例：「勝手に動く」ではなく動作の内容を記載し、「さっさと食べ終えている」ではなく「数回咀嚼して嚥下」など具体的に記載すると良い）は、客観性に乏しく誤解を招きやすいです[24,29]。また、「見苦しい」「腹立たしい」など感情的な記録は、裁判における証拠としての価値を落とすとされます[7]。読み手を意識し[27]、感情的な表現になっていないか、誤解を招かないか、評価で

はなく事実を伝える記録にして、必要な情報は漏れなく記入されているか振り返ることが重要です[49]。

Q&A

Q カルテ開示の口頭説明にリスクマネジャー（医療安全管理者）は同席するのか？

A 通常は同席せず、説明を求められた医療者が説明を行う。説明を担当する医療者から同席を依頼されたり、カルテ開示申請までの期間に患者対応を担当していたなどの理由から同席の必要があると認められた場合は、患者側の同意を得て同席することもある。この際、リスクマネジャーは患者・医療者の中立的立場、つまり、メディエーター（対話仲介者）として参加するのが望ましい。

コラム　メディエーション

メディエーションという言葉は、調停、仲裁、仲介などの意味を持っている。医療メディエーションは、患者と医療者が対話をする場を設けて、両者の関係構築、当事者が納得できる合意形成を支援する仕組みである。対話を促進する者をメディエーターと言い、中立的立場で医療者の説明内容を確認する質問をするなど、患者と医療者の橋渡しをする役割を持つ。診療やインフォームド・コンセントの場面でも、医師から患者への説明に立ち会う看護師は、メディエーターとして患者の意思決定を支援することが望まれる。メディエーターは、医療者側の人間だと患者に誤解されないように、話し合いの最初に自己紹介をし、医療者側の席に座ることは避ける。

3 まとめ

この章では、カルテ開示の目的・利益について解説し、カルテ開示ができなかった場合の裁判例も提示しました。カルテ開示に応えられるためには、誰がいつ見ても事実が正しく伝わり、誰が読んでも不快に感じることのない表現と記載内容が必要です。倫理的配慮がされた記載となるためのチェックポイントとして、1）人権・人格を侵害する表現はないか、2）医療従事者が優位であるかのように感じられる表現はないか、3）患者の訴えを放置している状況の記述はないか、4）自分の日記にしていないか、を挙げました。

カルテ開示は、我々医療者に「診療記録は見られるものである」ということを気付かせてくれます。自分の中の差別意識に気付くのは容易ではありませんが[50]、本書で紹介する「模擬カルテ開示」の体験はそのことに気付くきっかけになる貴重な機会にもなります。

インフォームド・コンセント
——説明状況が記録から分かりますか？

　医療行為として認められるためには、1）疾病の疑いあるいは疾病が存在すること、2）専門性・医療施設規模に対応した医療水準が遵守されていること、3）診断、治療の選択や医療費などについてのインフォームド・コンセントがあることが必要です[32]。

　インフォームド・コンセントとは information（情報・説明）を与えられた上での consent（同意・承諾）で、医療者が医療行為に関する十分な説明を患者に行った上で、患者の自己決定権を尊重して合意に達するという考えに基づいたものです[1]。視点を変えると、インフォームド・コンセントは患者が説明を受ける権利であり、説明内容を理解して医療行為の実施を承認する患者主体の行為です。つまり、医師の説明＝インフォームド・コンセントではありません。患者が説明内容を熟考する時間的余裕が十分あったかなど、同意が患者の本心からのものだと第三者にも理解できる方法が求められます[7]。

　説明義務があるのは「医療の担い手すべて」（医療法1条の4第2項）です。説明義務違反から生じた損害は、賠償する義務を負います（民法416条）[51]。すべての医療行為について、医療者の説明と患者の納得・同意が求められていますが、書面による承諾はそのうちの一部の医療行為について行えばいいことになっています（表1）[5]。

表1 書面作成

以下の1から5は口頭の説明程度で十分で、説明内容について書面作成は不要です[5]。

1．通常の日常的な診療・看護行為
2．日常的な検体検査、検体採取行為
3．非観血的・非侵襲的人体検査（心電図、肺機能検査など）
4．侵襲度が小さい人体検査（単純X線検査、非造影CT検査など）
5．侵襲度が小さい処置行為（注射一般、胃管挿入、吸引、導尿、浣腸など）

また、書面によって承諾を得る場合の説明内容は以下の6つです[5]。

1．疾患の性格と現状
2．行う予定の医療行為の内容と必要性、しない場合の予後
3．状況に応じた行為内容の変更可能性
4．当該医療行為で起こり得る危険性とその後遺症の状態
5．他の治療選択肢の有無とその内容・利害得失
6．承諾がなければ当該医療行為は行われないが、その選択をしても患者側が不利な扱いを受けないこと

書面に記載することが求められる項目として以下の7つが挙げられます[5]。

1．説明対象者である患者名
2．説明が行われた年月日（時刻）
3．説明者、同席者の氏名、その署名（押印）
4．説明と治療方針の具体的内容
5．説明を受けたあとで治療方針への同意あるいは不同意を記載し、判断した年月日
6．説明を受け、同意あるいは不同意とした患者の署名（押印）
7．説明を受け、同意あるいは不同意とした患者家族あるいは代理人の署名と続柄　（押印）

インフォームド・コンセントが成立するためには、表2の要件を満たす必要があります[1]。緊急事態であっても、説明と同意の2つとも免除されるとは限りません。このため、可能な限り家族等と連絡を取り、誰とも連絡が取れない状況では複数の医療者が判断（時間的余裕がある場合は倫理委員会の判断など）して、その旨を記載することが重要です。

表2 インフォームド・コンセントの成立要件

1．同意能力：説明を理解し、医療行為を受けるか否かを自分で判断する能力。有無判断が難しい場合は複数の医療従事者が判定し、記録する。未成年でも満15歳以上であれば、同意能力があると考えられている
2．説明：可能な限りの情報を提示して説明する
3．理解：患者が真の自己決定ができるよう、分かりやすく説明する努力をする
4．同意：自発的意思に基づくものでなければ、無効である。意思決定には十分の時間をかける必要もある

1 インフォームド・コンセントに関する裁判例

患者が医療行為のリスクを理解した事実はインフォームド・コンセントの記録によって証明されます[1]。よって、インフォームド・コンセントの内容を記録することは医療者が説明をした証となって紛争の防止に役立ち、記録化がなされないと医療訴訟において医療者側が極めて不利な立場になる可能性があります[52]。裁判例を2つ紹介します。

判決A　検査の必要性について医師が説明したがどうかが問われた事例

喉の違和感と嗄声で受診した患者が、初診から19ヶ月後扁平上皮癌と診断され、約7年後に死亡。遺族は、初診後速やかに生検して癌を診断して治療を開始すべきであったと、約2600万円の賠償を求めて提訴した。一方、医師は、初診の時点で患者に生検を勧めたが拒否されたと主張した。

判決では、医師記録に生検の必要性についての説明や患者が同意しなかった記載がなかったこと、説明時に使用したメモをカルテにとじていなかったこと、陳述書と承認尋問における証言に整合性もなかったため、説明したことを裏付ける客観的証拠がないとし、医師の注意義務違反を認めた。自己決定権の侵害として200万円の慰謝料支払いを命じる判決が出された（2011.3.23東京地裁判決）。

検査を拒否した事実だけでなく、検査を受けないことの不利益をどう説明したか、説明内容の記載を忘れないようにしましょう。

> **判決 B** 患者に十分に考える時間を与えていない「説明義務違反」を認めた事例
>
> 　医師は、1月26日に未破裂脳動脈瘤について①保存的に経過を見る、②開頭手術を受ける、③コイル塞栓術を受けるという3つの選択肢を説明し、約1ヶ月後の2月23日に患者は開頭手術を希望した。2月27日の手術前カンファレンスで開頭手術がかなり困難であるとして、まずコイル塞栓術が提案され、同日に患者・家族から承諾を得た。28日に動脈瘤造影でコイル塞栓術実施可能と判断されて、実施。しかし、コイルが瘤外に逸脱し、開頭手術に切り替えたがコイルによって脳梗塞を発症し、3月13日に死亡した。医師らには経過観察という方法も含めて患者に熟慮する機会を改めて与える必要があったと判決した（2006.10.27最高裁判所判決）。

　治療方針が変わったなら、もう一度体制を組み直さなければなりません。本人の同意が本心から出たものだと第三者が理解できるような方法が求められるので[7]、説明内容に変更が生じた場合は、診療記録の記載に留まらず、新たな同意書の作成等が必要となります[5]。
　このほかにも、医師が診療行為を終了する際、患者の現状ならびに治癒に至っていない場合の将来的な治療の必要性および治癒の可能性等について、十分な内容の情報提供をする義務を果たさなければ、自己決定権の侵害にあたるとされた裁判例があります[53]。

Q&A

Q　インフォームド・コンセントが免除されるのはどういう場合か？

A　インフォームド・コンセントが免除されるかどうかは、個々の医療行為ごとに判断される[54]。
1) 癌の告知などで、患者自身が説明を拒否した場合
家族など代諾者にインフォームド・コンセントする。
2) 緊急事態の場合
この時は緊急の度合いを明記すること。また、「説明」と「同意」の2つとも免除されるとは限らない。説明する十分な時間がなくても同意を得る相手がいるなら、同意を得るべきである。
3) 患者に同意能力がない場合
家族など代諾者にインフォームド・コンセントして同意を得なければならない。
4) 精神保健等の法律に規定されている強制措置の場合

Q&A

Q 同じ質問が繰り返される場合の対応は？

A 同じ質問を繰り返す理由は、まず理解不足にある[55]。また、理解していても、そう思いたくないという場合もあり、納得がいかないから同じ質問をすることになる[55]。医療者の対応としては、質問のたびに説明して、説明した内容と患者の発言内容を診療記録に記載し、説明した事実を明らかにしておくことが重要である。

2 医師記録に記載するインフォームド・コンセントの内容

　医師記録にインフォームド・コンセントについて記載する際、まず説明者、日時、対象者、同席者、質問と回答を記載しましょう[54]。「家族に説明」「家族の了解を得た」と記載があっても、家族には複数の人間が含まれているので誰か分からず、聞いた・聞かないという苦情に発展した例が報告されています[11]。情報提供する相手が不明確な場合、プライバシーの侵害であると指摘されることもありますので[11]、患者との関係や相手の名前を明確に記載すべきです。また、患者側から質問がなかった場合に、相手が説明内容を理解したと決めつけないように注意しましょう。どんなに時間をかけて説明しても、内容を理解できなければ質問はできません。そして、理解できないことは記憶に残らないので、後で患者の「聞いていない」発言につながるのです。

　本人に同意能力がない場合の代諾者の範囲は、法律では決められない難しい問題です。一般に、成人後見人などの法定代理人でも家族ではない場合は、代諾者とはされていません。説明する相手を代諾者とした根拠は明確にしておきましょう。

　医師が患者に説明すべき情報を、表3に示します[54]。これらの内容をインフォームド・コンセント時にすべて説明するのに十分な時間を確保するのは難しく、患者側が後で熟読できるように、上記内容を予め文書化し、資料として患者側に渡せるようにしておきましょう[54]。

表3 医師が患者に説明すべき情報

1．患者の病名・病態、主な問題点、診断や問題点に関する不確かさの程度、予後
2．処置および治療の方針（医療の目的・必要性・有効性）
3．この医療の内容、合併症、治療の開始時期、治療に要する期間、必要な費用
4．この医療に伴う危険性と発生率・死亡率、その治療を受けない場合のリスク
5．予後が厳しい病態のインフォームド・コンセントでは、希望を与えるメッセージも重要だが、考えられる最悪の事態について必ず言及すべきであり、想定外の可能性についても予め言及しておく[56]
6．検討可能な代替案の有無、代替可能な医療とその危険性と発生率・死亡率
7．何も医療を施さなかった場合の結果（病状進行の危険性など）
8．「あえて治療をしない」選択肢も準備しておく

また、説明・同意書とは別に、診療記録にも説明内容と患者・家族がいかに理解して同意したか要点を記載し、予期しうる死亡に関しては、仮に頻度が低い場合でも自分の施設や論文・学会のデータを提示して説明しましょう[1]。患者の同意が得られなかった場合、インフォームド・コンセントが免除される場合でも、その状況を必ず診療記録に記載する必要があります[1]。なお、電話での対応についても、説明者・説明日時・相手方・説明内容・質問と回答を必ず記載しておきましょう[1]。医師個人に高度の医療技術・知識が求められる医療行為では、担当する医師の経験・技量、所属医療依機関の実績までもが説明義務の対象とされる可能性があります[52]。

3 看護記録に記載するインフォームド・コンセントの内容

　看護師はインフォームド・コンセントの場に可能な限り同席し、患者が医師の説明内容を理解して意思決定する支援をすることが望まれます。医師の説明を黙って聞いている患者には、1）十分に理解し納得したので質問はない、2）説明が良く理解できず何を質問して良いか分からない、3）茫然自失な状態で質問すらできない状態のどれかにあてはまるとされます[56]。2）の場合、患者の思うような結果が得られないと「説明義務違反」になることがありますので、看護師は患者側の理解度を確認する必要があるのです[56]。医療者が患者・家族と良好な関係を築く際、患者・家族が気持ちを伝えやすい看護師の存在は非常に重要です。看護師は患者の本心を聞き取る重要な役割があり[7]、専門用語を日常的な言葉に置き換えるなど、メディエーターとして説明の場に参加するようにします（第3章コラム「メディエーション」参照）。看護記録には、「医師より〇〇について説明」程度の簡潔な一文を付けて、表4の内容を記載しましょう[13]。

表4 インフォームド・コンセントの後で看護記録に記載すべき内容

1. 患者・家族の反応や理解の程度、および理解を促すために看護師が補足説明した場合の内容とその反応
2. 医師が説明した内容について、患者・家族の要望の有無と内容、およびその要望について、患者・家族に説明あるいは相談した内容
3. 患者・家族の不安の有無と内容
4. 上記を踏まえた上での、今後の看護の方向性

　インフォームド・コンセントにおいて、「話を聞く時に、話し手の言葉が聞き手に正確に伝わるか否か」という落とし穴、「記録を書く時に、聞き手が伝言を受けて書いた言葉や文章は、話し手の意図した内容に忠実か否か」という落とし穴があります[13]。よって、病状説明の内容記載が医師と看護師で不一致とならないように、医師説明の内容は本来医師記録に書かれるべきです[7]。しかし、医師記録にインフォームド・コンセント内容が適切に書かれていない医療機関も存在します。そのような医療機関では、インフォームド・コンセント記録が医師記録に記載されていないよりは、看護記録に記載されていた方がまだ良いでしょう。

2節と3節の内容を踏まえた、術前インフォームド・コンセントの医師記録、看護記録模範例を提示しますので、参考にしてください。

11:40
日　時：20○○/3/20　10:50〜11:30　　場　所：△病棟カンファレンス室
説明者：Dr. A　対象者：本人、妻　　同席者：Ns. B

説明内容：
右下葉の肺癌を疑う病変に対して、診断および治療目的で胸腔鏡下右下葉切除術を行い、術中迅速診断で悪性の場合にはリンパ節郭清も行う。病状、術式、合併症に関して、説明書に則って説明した。喫煙に伴うリスク、肺気腫に伴うリスクがあり、合併症発症の可能性が通常より高い手術であることを強調して説明し、最後には、この機会に禁煙継続を勧めた。動脈血液ガス分析結果、酸素投与無のSpO_2の値から、術後在宅酸素治療導入となる可能性があることも説明した。
説明後の反応・質問：
「入院期間は1週間くらいですか？」と質問があり、ドレーンがいつ抜けるかと、発症した合併症に応じて入院期間が延長されると回答した。

　　　　　　　　　　　　　　　　　　　　　　　　　　　　　　　　　　Dr. A

11:50
Dr. Aより、手術内容について説明有り。説明後、本人は「説明内容は良く分かった。禁煙は必要だな。できるだけ早く退院したいので、入院期間が延びなければ良い」と話した。妻からは在宅酸素治療について質問があり、パンフレットで説明した。術後に在宅酸素治療が導入となる可能性も踏まえて、看護計画を立てる。

　　　　　　　　　　　　　　　　　　　　　　　　　　　　　　　　　　Ns. B

4　インフォームド・コンセントにおける留意事項

　インフォームド・コンセントに関するトラブルの原因に、医師の説明不足があります[57]。説明が足りているかどうかの判断をするのは患者であり、患者は精神的にも身体的にも不安定な状態にあるため、医師の説明が聞こえていても頭に入っていない場合も多いのです[57]。また、治療のリスクについて説明を受けても、そのリスクが自分の身に起こることだとは思っておらず、きちんと理解できていない場合がよくあります[57]。治療前だけでなく、治療中、治療後に説明の機会を複数回持つようにしましょう。
　また、患者は、1）医師にかかれば病気は必ず治る、2）診察や検査で病気の原因は必ず突き止めることができる、3）医師は病気を完全に治す義務を負っている、4）治療や薬は誰に対しても同じ結果をもたらす、5）患者が医師の診療に協力する必要はない、6）医師はどのような患者でも診療を拒否できない、といった誤解を持っています[57]。医療の不確実性に対する認識を患者に持ってもらうことは難しく、説明不足に関しては、伝える側が相手に伝わるように努力するしか方法はないでしょう[57]。医事

紛争になる発端の一つは医師の説明不足であることを肝に銘じましょう。

　時に、家族が別々に医師に病状説明を求める場合がありますが、どの人にも同じ内容を寸分たがわず話すことはできませんし、同じことを言っても人それぞれ受け止め方も異なります。トラブル防止のためにも、キーパーソンとなる代表者に説明して代表者から他の家族に内容を伝えてもらう、あるいは、説明を聞きたい人全員で来院するように伝える配慮が必要です。そうすることで、医師は時間を効率的に使うこともできます。また、説明の時間設定についても、家族が来院できる複数の日時を候補に挙げてもらって、医師と調整するようにしましょう。

　妊娠可能な女性へ放射線照射をする際には、妊娠の可能性が否定できない限り検査は延期することが重要です。照射後の妊娠判明は紛争化するリスクが高いとされます[56]。また、癌を併発する危険性のある疾患では定期的な観察計画を立て、必要な検査を受けたがらない患者には、検査を受けないことによるデメリットを適切に伝える必要があります[56]。癌などが疑われる場合には、確定診断のための精密検査につなげる義務があり、楽観的な説明をしたために患者を重篤な状態に陥らせてしまうことを避けなければなりません[52]。患者本人への告知が難しい場合は、家族（キーパーソン）への説明が不可欠です。

5 医療事故発生時のインフォームド・コンセントと記録

　医療現場では、オープンで率直かつ明確（透明性）、相手の価値・長所を尊重（敬意）、責任ある人々が適切に責任を果たす（説明責任）、持続的で一貫している（継続性）、共感と思いやり（親身さ）を持って、患者との信頼関係を築いておくことが求められます[38]。事故発生までに信頼関係が築けていたかどうかが、医療紛争の発生に大きく関わるのです。

　医療事故発生時のインフォームド・コンセントは、表5の段階をとります[58]。説明する環境・言葉遣い・態度に注意を払い、患者から信頼されている主治医を含めた職員が、その時点で分かっている事実を個人的な解釈を入れることなく説明しましょう[58]。説明は複数の医療者で行い、誰がどのような説明をしたか共有するために記録することが重要です[59]。医師記録に医師が行った説明内容、患者からの質問とその回答などを詳細に記載しましょう。

　予期せぬ結果に対して医療者としての率直な気持ちを表明することが大切で、誠意を持って残念であるという気持ちを伝え（共感表明）、説明が自己防衛的態度にならないようにします[58]。家族の気持ちに十分配慮し、不明な点や家族からの疑義については即座に断定せず、調査を行った上で説明することを約束しましょう[58]。治療経過等については、複数回にわたってきめ細かく説明し[59]、医学的な説明に終始しないことが大切です[60]。一方的に多くのことを話すと、相手は聞いた内容について考えることも、質問することもできなくなります[60]。何かを理解するためには、質問―回答というサイクルを繰り返すことが不可欠なので、質問を促すとともに相手に理解できたか確認す

ることも重要です[60]。

　医療機関として明らかな責任がある場合は、必要に応じて医療機関の責任者同席の下、謝罪を伝える（責任承認）とともに原因調査する意向を伝えます[58]。調査結果が出れば直ちに説明する姿勢を示し、事故後の治療計画あるいは予後の見通しについても伝えて継続的に支援しましょう[58]。患者満足には、治療成果などアウトカムについての満足と、治療過程などプロセスについての満足という2つの満足があり、人はプロセスとアウトカムは別々に評価できます[3]。そして、思いどおりの治療結果が得られなかった場合でも、治療過程で良くしてもらったなどの満足が、不満足な結果を受け入れやすくしてくれます[3]。このことから、医療事故に対する不満を軽減するのに、事故発生後、患者側にどう対応したかというプロセスがとても大切なのです。

表5 医療事故発生時のインフォームド・コンセント

1. 事実を伝える
2. 残念であるという共感表明、必要に応じて謝罪する
3. 責任を持って対応することを伝える
4. 原因究明後再発防止対策を提案する

Q&A

Q　診療記録に「謝罪」と書いても良いか？

A　「謝罪」と書いても良いのは、責任表明の場合である。まず、共感表明を行って患者・家族との信頼関係を取り戻す一歩とし、過失の存在が明らかになってから責任承認としての謝罪（他の証拠と一緒に過失判断の一資料とされる）を検討するのが妥当である[52]。過失があった場合に責任表明としての謝罪を行うのは当然であり、この場合にのみ「謝罪」と記載する。共感表明の記録では、「残念ですと共感表明をした」と記載するか、「法的責任については今後調査致します」などの発言内容を記載すると良い。

6　まとめ

　この章では、インフォームド・コンセントについて解説し、裁判例を用いてインフォームド・コンセントの内容を記載する重要性を示しました。また、医師記録と看護記録ではインフォームド・コンセントについての記載必要事項が異なることを、それぞれの記録に求められる具体的項目を挙げて説明しました。さらに、インフォームド・コンセントにおける留意事項と医療事故発生時のインフォームド・コンセント記録についても述べました。

なぜ医療安全管理に記録が重要ですか？
——裁判例を見てみましょう

1 インシデント・医療事故の発生要因

　医療は多くの人間が関わるシステムで[60]、医療業務には色々な種類があること、臨床現場では多種多様な物品が使われること、たくさんの取り決め・規則があること、新しい技術や機器の導入、医療専門職がどんどん細分化していることなどの特徴があります[61]。また、人間には、1）サーカディアンリズム、加齢、疲労といった生理的身体的特性、2）見たいものを見て聞きたいものを聞く、こじつけ解釈、記憶、学習、注意といった認知的特性、3）権威のある人に従う権威勾配、周りの人に合わせる同調行動、リスクを低く見積もるリスキーシフト、皆で渡れば怖くない的な集団浅慮といった集団的特性もあります[60]。このような要因から、各種のヒューマンエラーが誘発されます（表1)[60]。さらに、医療システムでは、各種エラー防止対策がされていますが、エラー発生後の発見や対応などの多重防護壁が極めて弱いとされています[60]。

表1 ヒューマンエラーの種類

1. やるべきことをやらない（omission error）
2. やってはいけないことをする（commission error）
3. 不正確な記憶で行う誤り（lapse）
4. やろうとしたことは正しいがきちんとできない（slip）
5. やろうとしたこと自体が誤り（mistake）

　安全文化を作るには情報が共有される"情報に基づく文化"が不可欠です[60]。情報を共有するにあたって、情報が間違って伝えられる誤伝達と必要な情報が伝わらないという2つのタイプのコミュニケーションエラーがあり、誤伝達には、口頭指示の聞き間違いや、処方量の記載間違い、電子カルテ入力間違いなどがあります[62]。必要な情報が伝わらない例としては、医師がカルテに薬剤投与中止の指示記載を忘れたために外来化学療法室の看護師が化学療法薬剤を投与したインシデント事例などを挙げることができます。このような記録などの不備による医療事故の発生が、財団法人日本医療機能評価機構の医療事故情報収集等事業報告書では毎年報告されています[63]。診療記録の記載はインシデント・医療事故発生の原因となりえ、だからこそ、行った医療行為の内容が正確に示された診療記録を作成することが、医療事故の防止に有用なのです[64]。

2 医療行為における法的責任とリスクマネジメント

　法的責任には、民事責任、刑事責任、戒告・業務停止・免許取消などの行政処分があります。法律的に見ると、医療は患者と医療者の間で交わされる契約（医療契約）に基づいて医療者から提供される行為です。医療行為によって患者が被害を受けた場合の民

事責任には、契約の債務不履行による損害賠償（民法415条）と、不法行為による損害賠償（民法709条）があります[65]（本章コラム「債務不履行と不法行為」参照）。医療者は、「危険性や他の選択肢の説明が公正になされたか（説明義務）」、「起こりうる危険な事態を予見したか（予見義務）」、「回避義務を果たしたか（結果回避義務）」を果たさなければなりません。この義務を果たす前提として、医療や生命の限界を患者・家族に知ってもらい、患者の状態、行った医療行為、説明内容を記録として残すことが求められます[66]。

　診療記録は医療機関の責任や提供した医療サービスの結果を記録して証明するものであると考えられています。診療記録は、当日または後日に適切に確認・点検されて誤りは訂正されているはずという前提に裁判所は立っているようで、記載ミスという主張はまず認められません[67]。また、診療記録に記載されている事実が真実と異なっていても、改ざんと疑われない限り、存在したものと推定されます[32]。一方で、裁判では診療記録に記載のない事実は存在しないと判断されます[7, 55]。事実が正確に経時的に詳しく書かれていて、後で事実経過の検証と問題点の解決が行える記録は[1]、発生した有害事象の解決と紛争・訴訟を回避するためにも重要です[64]。適切な記録は、医療者・医療機関を医事紛争から守ります。

　超音波検査の画像記録や手術のビデオ録画などを除いては、診療内容を記録するものがほかにはないので、診療記録は医療裁判で診療経過を証明する実際上唯一の証拠であり、同意書と同じレベルの証明力を持っています[55]。裁判では、診療記録が医療者の証言よりも信頼されます[7, 11]。医療者の証言は言わば身内の証言として割り引いてみられるため証明力が弱く、客観的な資料（診療記録、文献、第三者的立場の鑑定）による裏付けがなければなかなか信用されません[67]。主に記録を元に過失の有無が判断されることもあります。また、医療行為が行われた時点での医療水準を元に責任が判断されるので、記録には日付を記載することが重要です[66]。

　医師以外の医療関係者は、担当する専門領域の専門職として医師の指示内容が適切か否か判断する責任と義務を持ち、医療安全に対する二重点検の機能を果たさなければなりません[32]。インシデント防止には、必要な論点が的確に示された診療記録作成が有効な手段となります[2, 64]。医療事故を防ぐためにも、多職種によるチーム医療を行い、その記録として診療記録が記載される必要があります。

コラム　債務不履行と不法行為

　債務不履行とは、契約内容どおりに実行しないこと、または実行できないことである（民法415条）。求められた水準の医療をしなかったという「債務不履行」による損害に対して損害賠償を請求できる。ただし、債務者のせいだと言えない事情がある場合には、責任は問われない。

　不法行為とは、落ち度のある行為で他人に損害を与えたことをいう（民法709条）。1）医療行為に過失がある、2）損害が発生した、3）損害は医療行為の過失が原因であることが、不法行為の要件である。過失（医療水準上要求される注意義務違反）とは、結果を予測して結果を回避できたのに回避する措置をとらなかったことをいう。

コラム　立証責任

　立証とは、証拠を挙げて主張する事実を証明することである。裁判では、請求した原因またはその反論となる事実を証明できないとその事実はなかったとされて、結局、請求や反論は認められない。事実が証明できない時に不利益を受けるのは誰かを決める法的な仕組みが立証責任である。

　債務不履行では、訴えられた病院側の方が「私は悪くない」ということを証明する必要があり、不法行為では、患者側が「病院側が悪い」ということを証明する必要がある[7]。一見、立証責任に大きな差があるように見えるが、実際の裁判では、立証責任がどちら側にあっても、各々が証明しなければならない事実に実質的差異はない。訴える側は相手の不履行を全力で証明しなければ勝てず、訴えられる側はきちんと履行したことを全力で証明しないと負ける。

> **コラム　時効**
>
> 　時効とは、一定期間に権利を行使しないとその権利が使えなくなることである。
>
> 　債務不履行による損害賠償請求の時効は、請求できる時から10年である（現行民法166条、167条）。2020年4月1日に施行される新民法では、請求できることを知った時から5年（新民法166条）になる。請求できることを知らなかった場合の時効は、人の生命身体への侵害に対しては請求できる時から20年に延長され（新民法167条）、それ以外の侵害では10年となる（新民法166条）。
>
> 　不法行為による損害賠償請求の時効は、損害と加害者を知った日から3年であり、知らなくても不法行為から20年経つと請求できなくなる（現行民法724条）。新民法では、人の生命身体への侵害に対して時効は5年に延長され（新民法724条の2）、3年または5年の時効が完成しなくても、不法行為の時から20年間裁判をするなどの権利を行使しない時は時効となる（新民法724条）。なお、不法行為の時が2020年3月31日以前であっても、2020年4月1日時点で時効が完成していないなら新民法が適用され、時効は5年に延長される（民法施行法附則35条）。
>
> 　以上より、新民法が適用されると、人の生命身体を侵害する医療事故では、債務不履行でも不法行為でも時効期間の扱いは同様となる。

3　裁判で問題となった記録の内容

　裁判で問題となった記録は、1）記載がない、あるいは不十分、2）改ざんがある、3）他の記録との不一致がある、4）事実が客観的に記載されていない、5）記録の紛失です[68]。以下に、裁判例を提示して解説します。

1）記載がない、あるいは不十分

　1974年3月25日の岐阜地裁判決では「カルテに記載がないことは、かえって診察をしなかったことを推定せしめるものとすら一般的にはいうことができる」とあります。つまり、記載されていない事実は存在しないと判断されるのです。病態の変化がない場合であっても何も記載しないとリスクが伴うことを知っておきましょう。次に示す判決A・Bは診療記録の不備により病院側が敗訴し、判決Cは記録があったことにより病院側が勝訴しています。判決Aからは、生体情報モニターのデータを印刷して記録に残すことは重要で、その記録を紛失しないようにしなければならないことを学びましょう。また、医療事故の場合、現場に残されたものはすべて証拠なので、安易に処分してはいけません。

判決A　救急救命措置の経過記録に不備があるとされた事例

内視鏡検査の前処置として投与したキシロカインによってショックとなり、救命処置が行われたが、約3時間後に死亡。前処理から死亡までの時間的経過の記録はなく、心電図モニターも紛失していた。遺族は、前処置前後の問診義務違反、観察義務違反、急変時の救命措置注意義務違反などを主張。第一審判決は、看護師らの証言を採用して過失を認めなかったが、控訴審では証言を採用せず、記録の不備を重視して病院の逆転敗訴とした。「救命措置の時間経過について、病院が客観的証拠を何一つ提出できないことは、急変時の混乱ぶりを如実に物語るものであり、訴訟における立証責任の不利益は病院が負うべきである。よって迅速かつ適切な救命措置を行う注意義務違反があったものと推認する」と述べ、記録化が適切になされなかった義務違反は「救急措置の適否を判断する上での根拠として評価するのが相当である」と判断している（2005.12.15福岡高裁判決）。

判決B　外来診療記録に記載がなかった事例

喉の違和感と嗄声で初診した患者が、19ヶ月後に扁平上皮癌と診断され、約7年後に死亡。患者の遺族は、初診から2ヶ月以内に生検して癌を診断すべきであったと約2600万円の賠償を請求した。判決では、医師記録に生検の必要性についての説明や患者が同意しなかった記載がなかったことなどから、医師が生検について説明したことを裏付ける客観的証拠がないとされ、自己決定権の侵害として200万円の慰謝料支払いを命じた（2011.3.23東京地裁判決）。

判決C　外来診療記録に記載があった事例

乳癌術後の化学療法終了後、定期受診していたが、1年後に多臓器再発して死亡。遺族は、治療終了5ヶ月後から痛みが強かったのに医師が検査を拒否し、再発の診断が遅れたと約4000万円の賠償を請求。医師記録に痛みの有無が記載されており、検査を受けるように指示したが患者が応じなかった記録も存在したことから、損害賠償請求の理由がないとして棄却された（1995.5.15東京地裁判決）。

2）改ざんがある

改ざんとは、虚偽の事実を作出し、もしくは事実を隠蔽する目的で医療記録を改変・隠匿する行為です（本章コラム「改ざん」参照）。改ざんは、民法上違法となり[40]、刑法上証拠隠滅罪（刑法104条）に問われる可能性もあります[64]。電子カルテの普及、カルテ開示の習慣化が改ざんの機会を減らすと報告されています[40]。なお、実際に診察や観察をしていない内容を憶測して記録することも虚偽の事実記載に相当します。

一方、間違った内容を正しい内容に改めるなどの書き換えは、改ざんではありません。しかし、たとえ正しい内容の訂正であっても、その訂正が不自然であると受け取られると、裁判所が改ざんとみなすおそれがあります。たとえば、追記・修正の時期について、紛争が予見された後など不合理に遅いとか、短期間に集中しているなどの事態が考えられます。また、電子カルテで追加・修正した部分が非常に多いと、裁判官が改ざんと判断するリスクもありますので、追記・修正は必要最小限にとどめるのが賢明です。

改ざんと誤解されないためには、追加・修正の必要性が分かった時点で可能な限り早く、追加・修正する理由も明記して、記載者本人が訂正するのが原則です。書き換えが遅れるほど、裁判で信用されない可能性が高くなります。記載者が既に帰宅していて次の勤務までに数日あるといった、すぐに追記・修正ができない場合は、記録者以外が記録者に電話等で聞き取りしたなどの事実を明記して追記・修正しましょう。

さらに、裁判所に改ざんと判断されるリスクを避けるために、事実と異なる記載部分を単純に削除することはせず、「事実と異なっていたので、○○の部分を△△に追記・修正する」と、削除した理由が分かるようにして書き換えましょう。

判決D　改ざんにより、刑事罰も課せられた事例

分娩直後の新生児死亡および母親のDIC死亡症例。証拠保全決定を受けた医師は、訴訟提起を想定して、出産に立ち会った看護師が退職していたことから、別の看護師に分娩経過表・看護記録などの改ざんを指示した（元の記録はシュレッダーで裁断して廃棄）。また、損害賠償請求訴訟において、当日非番であったにもかかわらず出産に立ち会ったと看護師に虚偽の証言をさせたと判明し、看護師は虚偽罪（懲役1年、執行猶予3年）、医師は虚偽教唆および偽証罪で有罪判決（懲役1年6ヶ月、執行猶予3年、医道審議会から1年6ヶ月の医業停止処分）。民事の判決では、医療過誤責任そのものは否定されたが、改ざんした診療記録を証拠として提出したことが説明義務違反の不法行為に該当するとして1700万円の慰謝料を認めた（2004.1.20甲府地裁判決）。

判決E　改ざんが疑われ、損害賠償を課せられた事例

1ヶ月健診を受けていたのに、生後38日目に児死亡。死因は大動脈弁狭窄による急性心不全と判明。遺族は、疾患の見落としと、1ヶ月健診時に直ちに適切な治療を受けさせるべきであったと損害賠償を請求。判決では、健診時の診療記録が詳細で他の部分と字体も異なり、母子手帳とも整合性がないことから診療記録の内容の信用性を否定。注意義務違反を認定して、損害賠償5800万円余りの支払いを命じた（2012.10.25東京地裁判決）。東京高裁で控訴は棄却され、地裁判決が確定した（2013.4.24）。

Q&A

Q 改ざんと誤解されないために、追記・修正はいつまでにすれば良いか？

A 法律上、診療記録の書き換えに期限はないが、可能な限り早い時期に追記・修正するのが望ましい。後日新しい事実が分かることもあるので、気付いた・分かった時点で追記・修正として記載する。事実の追記・修正は遅れても記載すべきであり、追記・修正が遅れたことで信用性が問題とされるかもしれないが、何も記録がない状況よりはまだ良い。追記ができたのに追記しないまま経過し、紛争が予見された時に追記・修正すると改ざんと見なされても仕方がない。

紙カルテの場合、過去に記載した部分に追記・修正するのではなく、分かった時点での記載用紙に、追記・修正した内容がいつのことかその日時を記載して書き換え、記載者と追記・修正した日時も明記する。電子カルテでも、追記・修正が遅れた場合は分かった時点で同様に記載すると良い。

コラム　改ざん

法的には、改ざんとは作成権限のない者が記載を変更することで、変造型（医療記録の記載を抹消、加筆、修正すること）、偽造型（医療記録の全部または一部を事後的に別途作成し、これを実物の診療録等に挿入、あるいは実物と差し替えること）、隠滅型（医療記録の全部または一部を破棄するか、もしくは隠匿すること）に分類される[40]。作成権限を持つ者が虚偽の記載をした場合も、一般的には「改ざん」と理解されているが、法的には改ざん（偽造）ではなくて「虚偽文書作成」になる。

虚偽文書作成が刑法上罪になるのは、虚偽文書が公文書（公立病院など公的な機関が作成した文書）の場合（刑法156条）と、私文書（公文書以外）であっても公的機関に提出する死亡診断書・検案書などに嘘の記載をした場合である（刑法160条）。民法上は、公文書でも私文書でも虚偽の文書は違法となることがある。一方で、作成権限を持つ者が正しい内容に訂正するのは、改ざんにも虚偽文書作成にも当たらないとされている。しかし、訂正の時期や方法によっては、裁判所から信憑性に疑問を持たれ、「改ざん」と見なされてしまうこともありうる。

3）他の記録との不一致がある

記録内容の不一致は、患者や家族に大きな不信感を与えます[69]。医療行為を行った、あるいは観察した時間が医師記録と看護記録で一致していないと問題となります（本章「判決F」参照）。特に救急や急変の場面では、記録係を作って分単位で経過を記録し、後で経過時間を統一する作業が求められます。医療施設の時計や機器の時間表示を統一

することも必要です。

　また、医師記録と看護記録に記載された説明内容が不一致にならないよう、医師が説明した内容は、本来看護記録ではなく医師記録に記載されるべきです。もし、看護記録の記載内容が医師の説明内容と異なっていた場合、医師が実際に説明した内容を医師記録に記載するとともに、看護師は「○○の記載を△△に修正する」と明記して看護記録を修正する必要があります。

> **判決F　診療記録における数分の不一致が問題となった事例**
>
> 　不妊症治療のため腹腔鏡下癒着剥離術を受けたが、術中低酸素脳症に陥り、死亡。患者側は看護記録の「上級麻酔医10:40に来室」をもって上級医師の到着が遅かったと主張。病院側は医師記録の「10:35来室」を根拠に、患者が急変した10:38頃上級麻酔医が対応したと主張した。裁判所は他の証拠と合わせて上級医師の10:35到着を認めた（2001.12.13札幌地裁判決）。

4）事実が客観的に記載されていない

　憶測・推測に基づく記載はしてはいけません[1,48,59]。曖昧な表現が用いられる理由は、思い込みまたは判断根拠に自信がない場合だとされます[26]。曖昧な表現の例として、「理解良好」は「会話中、理解力に問題はないと感じた」などと表現できます[13]。一般に、「～と思われる」は「～の可能性がある」、「～のように見える」は「～する様子が見られる」と表現するよう推奨されていますが[20]、「～と考えられる、思われる」という書き方はアセスメントの記載に限られるのが基本です[7]。看護記録に記載された推論・推測が問題となった裁判例を提示します。

> **判決G　憶測に基づく記載が問題となった事例**
>
> 　冠状動脈バイパス術を受けた患者が、胸骨解離のため胸骨再固定術を受けなければならなかった例。①入院中の看護記録に「開胸手術操作による胸骨、肋骨損傷と思われる」、②看護記録の問題リストに「胸骨切開術後の不適切なワイヤー固定」と記載があり、患者側は手術時医師の手技に過誤があったのではと主張。判決では、①は胸骨切開に当然伴う損傷についての記載である、②は入院時に看護の留意点として最初に書き出した問題点を転記したもので、手術に問題があったことを示すものではないとし、病院側に過失なしとされた（2002.4.23神戸地裁判決）。

5）記録の紛失

　診療記録は適切に保管しておかねばならず、保管の責任は病院管理者にあります[48]。法令上5年間の保存が求められており、医師法24条（診療録の記載および保存）違反は50万円以下の罰金（同法33条の2）、記録紛失には20万円以下の罰金が課せられ

ます。次に示す判決Hのほか、2010年1月28日の東京地裁判決でも、紛失によるカルテ開示拒否に対して50万円の損害賠償を命じています。

> **判決H　診療録の一部を開示できず賠償命令を受けた事例**
>
> 扁平上皮癌治療による機能障害で身体障害1級認定を受けた例。医療記録等の証拠保全の申し立てに、病院側は不存在で探している旨の回答をし、一部のみ提示。遺族は診療録等開示義務違反（隠匿）等で提訴。判決では、「患者側から見れば診療録などに基づいて詳細を知りたいと考えることに十分な理由があったとした上で、診療録などに基づいて顛末報告をすべき義務が病院側にあった。病院が隠匿ではなく紛失したにせよ、開示できなかったことは診療録等に基づいて顛末を報告する義務に違反している。患者の精神的苦痛を賠償（～30万円）する責任がある」とした（2007.6.14大阪地裁判決）。

Q&A

Q　損害賠償請求可能な20年間、診療記録を保管するのか？

A　医師記録と助産記録の保管義務は5年間とされている（医師法24条、保健師助産師看護師法42条）。一方、損害賠償請求可能な最長期間は20年間（現行民法724条、2020年4月施行の新民法167条724条）と考えられているが、患者側が損害賠償を請求することなく20年間経過することはまずないと考えられる。よって、債務不履行による損害賠償請求の時効成立期間（請求できる時から現行民法で10年、新民法では5年）診療記録を保存すれば、おおよその医事紛争に対応できると思われる。適切に記載されていて開示できる診療記録であれば、20年間保存しておくとさらに良い。保管場所、保管方法を考慮して、各医療機関が保管ルールを決める必要がある。

なお、血液製剤のうち特定生物由来製品（人赤血球濃厚液、新鮮凍結血漿、人免疫グロブリンなど）の使用記録については、感染症防止などのため20年間保存することになっている（薬事法68条の9）。

コラム　面倒な作業

弁護士から訴訟になったとの連絡が入ると、担当のリスクマネジャーは該当する患者の診療記録を印刷し（電子カルテの場合、1回の入院診療記録は10cmくらいの紙幅の量となることが多い）、診療経過一覧表（どのような考えで医療が行われたかを含む診療経過のサマリー）を作成する。同時に、裁判官が記載内容を理解できるように、SOAPの各項目が何を示すかを含め、医療専門用語・英語・略語の日本語解説を対照表にして印刷された診療記録に添付する。弁護士によっては、日本語解説を透明なラベルテープに赤字で

入力し、診療記録の該当箇所すべてに貼る（同じ略語が100個使用されていれば100枚ラベルテープを準備する）ことまで求める。また、使用された薬の効用のうち該当患者に使用された目的も、ラベルテープに記載して処方記録の欄に貼るのである。これらの作業は、連絡を受けて2週間ほどの間に完了することを弁護士から求められるという。いかに面倒な作業か、想像されたい。

4 診療記録記載の留意点──各論

1）医療事故発生時

重大有害事象が発生した現場でするべきことは、①患者の安全確保と治療、②院内連絡と報告、③患者・家族への説明、④初期対応時記録・物品の保管、⑤緊急対応会議の準備、⑥医療側当事者のケアです[59]。ここでは、事故対応のプロセスは他の書物に譲り、診療記録の記載について解説します。

事故発生時の記録で一番重要なことは、記録の改ざんを疑われるようなことをしないことであり[69]、虚偽や憶測に基づく記載はしてはなりません[48]。診療記録に記載すべきは医療事故に至る過程とその後の対応で[58]、事故発生の2～3時間前から経過が分かるように経時記録にまとめ[59]、実施した処置・治療および患者の反応を記載することが極めて重要です[1,48]。事故の後から「あれをやっておけばよかった」とか「あれをしていないのが問題だ」と勝手に決めつけて診療記録に書いてしまうと、医療者側に問題があったと認めることになりますから[7]、してはいけません。表2にポイントを示します。

表2 医療事故発生時の診療記録記載

1.	初期対応が終了次第、必ず速やかに記載する[22,69]
2.	SOAPでなく、分単位の正確な時間軸に沿った経時的な記録に切り替える[69]。後に事実経過の検証と問題点の解決が行えるように詳しく記載すること[1]
3.	陽性所見だけでなく陰性所見も記載し[58]、事実のみを客観的かつ正確に記載する[48,69]。自己弁護、他者の批判、感情的表現はしない[1,48]
4.	誤解のない表現を用い、根拠のない表現やあいまいな表現、推測による記載はしない[59,60]。紙カルテの場合、記録の途中で行を空けない[60]
5.	患者・家族への説明に関する事項については、お互いのやりとりも記録する。患者家族の訴えや不満は患者自身の表現で具体的に記載し、訴え・不満に対する医療者側の医学的判断・根拠[58]、医師の説明した内容と患者・家族の反応を記録する[59]
6.	追記は分かった時点で行う。紙カルテの修正は訂正前の字句が読めるように2本線で消し、訂正日・時刻・訂正者サインを記す[60]
7.	記録者が特定できるように、記録を終えるごとに署名と日付・時刻を記入する[60]
8.	初期対応に関わった医師・看護師ら全員で事実確認し、事実認識を錯綜させない[60]。指示出し・指示受けの記載漏れ、検査結果確認の履歴、処置・検査・薬剤投与等の実施内容・時刻の整合性、略語・隠語の使用、読めない文字の使用、コピー＆ペースト後の修正漏れ、自己弁護・反省文・診療に関係しない記載の有無をチェックする[58]

> **コラム　医療事故調査制度**
>
> 医療法が改正され、医療事故調査制度が2015年10月1日に施行された。この制度は、医療事故が発生した医療機関で院内調査を行い、調査報告を第三者機関が収集・分析することで再発防止・医療安全を確保する仕組みである。医療事故調査制度に報告すべき対象は、医療行為を行った医療機関の管理者が予期していなかった、医療に起因または起因すると疑われる死亡・死産である。予期しなかったとされる項目の一つに、「予期されていることを記録していたと認められないもの」が法律の条文に明記されており（医療法6条の10）、診療記録記載の重要性を再確認できる。

2）急変時

　急変とは、急激に変化することや、急に起こった変事のことを表します[70]。急変という患者の身体に生じた緊急事態に対して行った対応についての記録は、開示請求を受ける可能性があり[70]、情報開示の視点からも、誰が、いつ、どのように読んでも、事実が正しく伝わるような表現で記載しなくてはなりません[70]。表3に必要事項を示します。

　患者の状態が急変した際には、記録係が経過をメモしておいて、病状が落ち着いてから診療記録を作成することになります。つまり、電子カルテでは、急変後時間が経ってから入力するので、入力した時刻と実際に行われた医療行為の時刻に差が生じます。裁判所（刑事事件の場合は警察・検察も）は、診療記録に事実が記載されたとする根拠となるメモの原本の提出を求めてきますので、メモを捨ててはいけません。紙カルテにはメモを添付し、電子カルテの場合はメモをスキャンして保存するとともに、メモの原本を保管しておく必要があります。予め急変対応メモ用紙を手元に準備しておき、メモには判読できる字で記載して、診療記録に転記する前に急変対応チームでメモ内容の正確性を確認するようにしましょう。

表3　急変時の診療記録記載

1.	発生時：状況はどのようであったか、どのようにして気付いたか、患者の状態、自分の行動、同室者からの情報を記載[22]。発生状況だけでなく、急変は予測できたことなのか、最後に著変のない状態を確認したのはいつなのか、患者の状態を詳細に記入する必要がある[70]
2.	発生直後：観察・処置・検査・ケアについて、分単位で経時記録し、5W1H（誰が何時どこで何をなぜどのようにどうしたか）で書くと整理しやすい[70]。行った対応・処置を時間や実施者の名前、薬剤投与時間、バイタルサインを正確に記入する[70]
3.	報告：報告した相手（医師、管理者）とその内容[22]
4.	連絡：連絡した相手（家族の誰）とその内容、相手の反応[22]
5.	その後の経過：時間ごと（15分、30分、1時間後など）の変化[22]。患者対応を優先し、その都度記録を簡単に残し、後で記録できる状況を作っておく[70]。他の記録との整合性を確認し、一貫性のある記録にする[70]

3）救急

救急外来では、救急隊からの情報を診療に生かして事前準備をし、最初は生死の判断と救命処置に集中します[19]。救急患者の診療記録に最低限必要な記載事項は表4のとおりです[8]。患者の安定状態を確保できてから診療記録を書くことになりますので、急変時の記録と同様に、経過記録のメモ作成・保管も必要です。診療記録の記載は、経時記録にするか、SとOの記録を主にすると良いでしょう[19]。

表4 救急患者の診療記録に求められる記載事項

1. 問診
2. 来院時の身体所見
3. 全身の印象、意識状態、バイタルサイン、疼痛等の訴え、局所診察所見
4. 各種検査結果
5. 当初の鑑別疾患
6. 救急処置・投薬内容
7. 説明内容
8. 救急外来退室後の計画

あくまでも応急処置であることを患者・医療者ともに理解し、経過観察を怠らない必要があります[8]。また、最終方針の決定記録を忘れずに作成し、"危険な香りのする事例"では事後的にでも丁寧な記載をした方が良いとされます[19]。時に「QQ車」という表記を見かけますが、医療機関で使用を許可されていなければ、認められる略語ではないとされますので[22]、使用しないようにしましょう。

4）身体抑制

身体抑制の目的は、チューブ類の自己抜去や自傷行為、転倒・転落、徘徊・危険行為の防止にあります[51]。しかし、患者の尊厳を傷つける、筋力低下・関節拘縮・褥瘡発生の危険性を高める問題点もあります[51]。このため、記録には、切迫性（危険が差し迫っている）、非代替性（ほかに適切な手段がない）、一時性（必要最小限度の方法である）という3つのポイントを満たしているか分かるように記載する必要があります[51]。表5に、行動制限実施時に必要な記録項目を示します[29]。

表5 身体抑制時に記載すべき内容

1. 行動制限が臨床的に妥当なものであること[29]
2. 予め試みた行動制限以外の方法[29]
3. 患者の状態を十分検討したというアセスメント[29]
4. 患者および家族（代理人）が、行動制限を行う意思決定プロセスに参加したこと：行動制限に伴うリスクとメリット、患者の尊厳を守るための対処を試みたことの説明[29]
5. 身体抑制に関する説明と同意書を提示し、患者あるいは家族（代理人）から内容確認後サインをもらっていること[29]。同意書には、危険性、緊急性、非代替性と、必要がなくなれば拘束を解くことも書いておかなければならない[7]

6.	適応・解除を含め、医師の指示に基づいて実施され、記録されている[72]
7.	身体抑制中の患者の状態・反応が観察され、記録されている[72]

　同意を得ずに身体を拘束すると違法ですが、「疾病の憎悪を含む自傷あるいは他害の具体的なおそれ」があり、「患者又は他の患者の生命又は身体に対する危険が差し迫っていて」、「ほかにこれを回避する手段がない」という条件がそろえば、「同意がなくても、緊急避難行為として、例外的に許される場合があります（2010年1月26日最高裁判所判決）[7]。患者の尊厳を保つため、早期に解除する意図を明確に持ち、定期的に観察して患者に不利益が生じないようにしましょう[71]。

5）転倒・転落

　起こり得る危険性の予測と危険回避のための環境整備・観察・指導ができていたかが問題となるので、入院したすべての患者に対して転倒・転落のリスクアセスメントを行っていることが前提です[73]。予防手段を講じ、患者に十分説明して理解してもらい、説明内容と患者の理解・納得について診療記録に記載しておくことがリスクマネジメントになります[65]。また、工作物設置保存の安全性の確保も必要です[65]。起きた事実、行った事実に従って、客観的に見たままの状況を記載するようにします[20, 73]。例えば、転落の現場を見ていないのに転落と記載してはいけませんし[11]、転倒したところを目撃していないのに自分の思い込みで「転倒している」とは記載できません[7, 30]。

　転倒・転落の前後で患者の状態に明らかな変化が生じている場合や、生じる危険が高いと予測される場合には必ず経時記録にし、タイムリーに多くの関係者に状況を伝えましょう[13]。いかなる記録方式であっても、転倒・転落の看護記録は、経時的に患者の反応と実施した治療・ケアを書くことが大切です[13]。

6）暴力・暴言、クレーム

　暴言・暴力と感じた時は、患者の言葉をそのまま記載するようにします[29]。30数名の看護学生に「暴言」を意味する言葉を回答してもらうと、10以上の言葉が列挙されました（第9章参照）。このように「暴言」は人によって受け止め方が違う曖昧な表現です。どのような状況で、どのような語調や語気で発せられた言葉なのかを表記しましょう[49]。同様に、「暴れる」「暴力」も何をしていることなのか、具体的に記載する必要があります。公平な立ち位置で起こった現象をとらえているか、感情が入った表現になっていないか、誤解を招く表現になっていないか、必要な情報は漏れなく記入されているかを振り返ってみることが重要です[49]。評価するものではなく、事実を伝える記録にしましょう[49]。

　また、クレームが発生したら、大急ぎで診療記録をチェックし、漏れや誤りがあったら直ちに補充・修正しなければなりません[55]。改ざんを疑われないように補充修正した日付を追加し、追加記載の理由は「クレームが発生したから」とすればよいとされています[55]。

5 まとめ

　診療記録の記載がインシデント・医療事故の発生要因となることと医療行為における法的責任を理解した上で、必要な論点が的確に示された診療記録作成は医療者が身に付けるべきリスクマネジメントであることを示しました。次に、医療裁判で問題となるのは、1）記載がない、あるいは不十分、2）改ざんがある、3）他の記録との不一致がある、4）事実が客観的に記載されていない、5）記録の紛失であることを、裁判例を提示して解説しました。また、事故発生時、急変時、救急、身体抑制、転倒・転落、暴言・暴力、クレームについて、診療記録記載の留意点を述べました。

　『標準的診療記録作成・管理の手引き』（全日本病院協会医療の質向上委員会、2004）によれば、事故に対応できる診療記録とは、①患者の病状・検査所見などが記載され、診断と治療方針が決定された医学的根拠を確認できる、②治療内容および治療に対する患者の反応が確認できる、③医療側からの説明内容と、説明に対する患者の反応が確認できる記録だとされます[42]。推論・自己弁護・責任転嫁的記載はせず、事実のみを記載し、事故発生当時の状況を事後的に可能な限り正確に再現できる記録であるべきで、診療記録が十分に保管・管理されていることも必要です。

第2部
「模擬カルテ開示」で記録を改善する

- **第6章** 記録を見直していますか？
  ——記録監査
- **第7章** 「模擬カルテ開示」とは
- **第8章** 「模擬カルテ開示」の有効性
- **第9章** 記載教育における他の取り組み
  ——学生・研修医などを対象として

第6章 記録を見直していますか？
──記録監査

1 記録監査の必要性

　記録監査とは、記録を見直して、記録の正しさ、さらには記録されている医療行為の妥当性をチェックすることで[17]、診療情報開示に堪えられる診療記録を整備して医療の質向上を図ることを目的とするものです[72]。医療の質向上のために、まず記録監査をして現状を把握し、問題の原因分析、改善策実施、効果検証、監査のステップを踏む必要があり[74]、監査を行う責任は病院管理者にあります。

　POS は監査まで行ってはじめて完結するので、必ず監査しなければならないとされます[17]。情報が少ないと確かなアセスメント（A）はできません[17]。医療者として問題をとらえ、質問して情報収集することで A が固まり、プラン（P）が確定するのです[17]。SOAP の記録では、無関係の情報が入っていないか、足りない情報はないか、A から P の流れが自然か、P はほかに考えられないか、などをチェックしましょう[17]。さらに患者は、診療記録の内容を共有することによって（第3章参照）、自分の問題リストが適正かどうか、経過記録と計画が納得できるものかどうかを医療者側と協議できるようになります[18]。

　医療事故・紛争対応研究会年次カンファレンス参加者を対象にアンケートを実施したところ、全343回答の内70.8％が記録監査を行っていましたが、記録監査の42％は看護記録のみを監査対象としていました[75]。望ましいのは、診療記録のすべてを監査することです。診療情報管理士あるいは事務の立場からは、病院経営の基盤である診療報酬算定に必要な条件を満たしているかという視点からも監査が必要です。また、公益財団法人日本医療機能評価機構の認定取得においては、例えば「チームとしての機能を発揮しているか」という調査項目は記録から共同の実態を評価します。「診療記録を適切に記載している」という要求事項は、審査で改善を要求されることが多い項目です。このような外部評価に対応するためにも記録を監査しましょう。

2 記録監査の種類

　監査は臨床的立場と管理的立場から行われます[5]。臨床的監査は、記録の適切性だけでなく、診療に不備はないか、目標がどこまで達成できたかなどを指導医がチェックします[5]。管理的監査は、当該患者の診療が診療基準にどこまで合致しているかを評価するもので、情報の集め方は完全か、問題の取り上げ方と整理の方法は適当か、解決計画の妥当性はあるかなどを上級医が評価します[5]。

　また別の観点からの監査の種類は、形式監査と質監査です。各医療機関で設定された記載基準（ルール）が守られているか評価するのが形式監査で、1）自施設の記載基準の理解度評価、2）記載基準を周知、3）ベテランにおける慣れによる盲点を発見でき

るという意義があります[76]。一方、質監査とは医療行為の妥当性を評価することで、質監査には、記載内容をチェックする質的監査だけでなく、入院診療計画書や手術同意書などの作成率を調査する量的監査を含みます。診療記録を適切な在り方に改善するためには、質監査を行うことが必須です。

3 記録監査の効用

診療記録監査には、表1に示す意義があるとされています[48,72]。インシデント・レポートの報告対象にならない薬の副作用・院内感染といった確率的に生じる不可避の合併症なども有害事象に含まれるので[48]、記録監査は有害事象の把握に有用な手段となります[74]。安全で質の高いチーム医療を提供するためには、医療情報の共有手段である診療記録の充実が欠かせません[77]。

記載の問題点は医師個人による差が大きく、入院期間が長くなると経過記録の記載が減る傾向があり、多職種による記録監査によって診療記録の量・質ともに改善が見られたとする報告があります[77]。また、看護記録監査で明らかになった課題解決に取り組むことで、看護の実践能力を高めることができます[76]。

「模擬カルテ開示」のシナリオは監査で問題があるとされた記録からも作成します（第7章参照）。記録監査は記載改善の前提となり、記録監査を活用して記載学習をすることは、診療記録を充実させる方法として有用です[78]。

表1 記録監査の意義

1. 記載内容の整合性など記録の適切性を評価し、診療記録を充実
2. 必要な医療行為が適切なタイミングで実施されているか、プロセスの適切性を評価
3. 想定外の転帰、苦情の訴えなど予期しないアウトカムの発生を評価
4. 潜在的な問題を把握し、医療の質の向上・維持、安全対策立案のツールとして活用
5. 外部検査等への対策

4 記録監査の問題点と対策

記録監査には、いくつかの問題点があります[79]。問題点の対策を考えましょう。

1）すべての記載を読むのに多くの労力が必要である

何日にもわたる入院記録すべてに目を通すには、時間がかかります。記録監査の労力を軽減する方法として、監査項目を制限した簡易調査票を使用することや、長期入院患者に監査対象を絞り込むことが行われています[79]。また、薬剤の指導記録部分の監査を薬剤師が担当するといった当該業務に精通した関連職種による監査チームを編成することも効率的だとされます[72]。監査をチームで行う場合は、構成員が集合して各監査評価およびコメントを集約し、結果報告を作成する会議を持つ必要があります。

2）経験を有する監査担当者が不可欠である

信頼性の高い結果を得るには経験ある監査者が必要になります[79]。また、リスクを曖昧にし、違反を低く見積もるリスキーシフト、自分の意見や行動が集団と一致してしまう同調行動、複数の人の間で責任が分散して意識が薄れる責任分散という、集団行動における心理バイアスがあるため[9, 60]、多職種でチームを編成して監査することが望まれます[18, 72]。経験がない者でも監査できるように「○○がある（あるいは、ない）」といった明確に判定できる監査項目を設定すると良いでしょう。

3）記録された事象しか把握できない

記録監査には、記載がなければ事実を把握できないという限界があり[75, 79]、適切に記載された記録の存在が必須です。医師カンファレンスで監査項目について説明したことが、医師記録における記載量の不足改善に有効であったとする報告があります[80]。また、多職種が記録監査を担当して記載の重要性を理解することも、記録量増加に役立つと考えます。学生の時から適切に記載する習慣を付ける教育も必要です。

4）監査結果が十分伝わり難い

監査結果を十分にフィードバックするには、報告方法の工夫が必要です[81]。監査に関わっていない人にも分かりやすい報告書を作成し、該当部署の全員が参加する会議で報告すると効果が得られやすいと報告されています[72]。模範例を用意した具体的な報告も改善につながるとされ[72]、望ましい記載方法を提示すると理解しやすくなって良いでしょう。

Q&A

Q 医師記録監査はどのようにアプローチしたら良いか？

A 各医療機関で診療情報管理士や診療記録管理委員会などで監査項目を決定し、月に1冊だけでも入院記録を監査してみると良い。医師記録監査で最低限必要と考えられる項目は、1）患者の訴え・病状など問題点とその対応、2）診察所見・検査内容の客観的データ、3）客観的データに基づいたアセスメント、4）治療計画および治療結果についてのアセスメント、5）説明内容の記録、6）処方などの指示であり、これらが記載されているかチェックする。

表2に医師記録を含む記録監査について、最低限必須と考える項目を例示する。これら以外に「研修医の記載に対する承認・追記を含む指導内容」、「看護計画の修正」、「多職種によるカンファレンス記録」、「チーム回診記録」や各コメディカルの記録など、各施設で監査項目を設定すると良い。評価は「あり・なし」、「可・不可」、「良・可・不可」などで表記し、評価対象外の項目（手術が行われなかった患者の周術期記録など）は「対象外」とする。

医師が監査チームに入ることで、記録監査の必要性、記載の重要性を理解し得るので、医師全員が記録監査を担当することが望ましい。

表2 記録監査の項目例

	監査項目
医師の経過記録	患者の訴え・病状などの問題点とその対応
	診察所見・検査内容の客観的データ
	客観的データのアセスメント
	治療計画および治療結果についてのアセスメント
看護師の経過記録	患者が表明した不安・不満に対する支援・対応
	清拭や口腔ケアなど基本的な身体ケアの実施記録
インフォームド・コンセントの記録	医師の説明内容が医師記録にある
	患者の理解度確認や不安に看護師として対応した看護記録
	質問への回答など患者側とのやりとりの内容
周術期の記録	手術適応・術式など術前カンファレンスの記録
	術前・術後の主治医診察もしくは回診の内容
	麻酔医による術前・術後回診の内容
輸血等の投与記録	ガイドラインに基づいた輸血・血液製剤の投与計画・指示
	投与中、投与後の定められた時間における患者の観察記録
身体抑制の記録	身体抑制の手順が存在し、必要性を判断している
	身体抑制の適用・解除について、医師の指示に基づいた実施である
	身体抑制中の患者の状態・反応の観察記録
転倒・転落の記録	転倒・転落アセスメントスコアでリスクを評価している
	転倒・転落のリスクがある患者の状態の観察記録
記録全体について	事実が正確に記載され、誤解されない表現である
	患者の性格・態度について人格を侵害しない表現である
	誰が読んでも理解しやすく、できるだけ日本語で書かれている

5 まとめ

　この章では、記録監査の必要性と種類について説明し、記録監査の効用、問題点とその対策について解説しました。記載を改善するためには、監査で現状を把握する必要があります。改善の出発点は、改善の必要性を認識することであり、問題点を発見する手がかりが重要です。その手がかりは記録監査にあると考えます。各施設で実施できる現実的な方法で記録監査することから始めましょう。

　通常の監査では、監査対象者は監査の結果、記録の改善を要求される受け身の立場に置かれます。一方、シナリオを多職種で討議して記録を改善する「模擬カルテ開示」では、参加者が主体的に監査員の役割を担い[81, 82]、記載の改善点が直接参加者に伝わる利点を持ちます[81]。つまり、「模擬カルテ開示」は記録監査の問題点を解決する一つの方法にもなるのです。

第7章 「模擬カルテ開示」とは

適切な診療記録を作成できるようになる方法として「模擬カルテ開示」を紹介します。「模擬カルテ開示」とは、カルテ開示時の口頭説明（第3章参照）のシミュレーションです。個人情報が明らかにならないように修正した実際の記録（シナリオ）を用いて、カルテ開示場面のロールプレイ（役になり切り、視点を変える体験）を行います。より良い記録の在り方に気付くことを目的としています。

1 「模擬カルテ開示」の流れ

1) 60分で行う「模擬カルテ開示」

① シナリオと講義の準備

まず、記録監査で適切でないとされた記録や、カルテ開示申請例やインシデント事例など実際の記録の一部をもとに、A4サイズ半分くらいの量のシナリオを作成します。患者の年齢、性別、イベントが起こった日時などを変更すると、参加者は実際の記録が自施設の記録であることに気付かないことがほとんどです。シナリオには患者の概要を示して、記録の背景を理解できるようにしておきます（第3部参照）。

また、参加者が、なぜこの活動をするのかについて納得することが必要です[6]。研修の前半を講義時間にして、望ましい記載方法についての学習を予め済ませておくと良いでしょう[17]。研修当日でなく別の機会を設けて、診療記録記載の在り方について講義をしておいてもかまいません。少なくとも、どのような目的のために行うのかを研修開始時に説明しましょう。

② グループ作り

第8章で述べるように、職種が違う人とグループになる方が効果的な学びができますので、予め参加者名簿がある場合は、普段一緒に働いていない人達の組み合わせや、職種・役職が異なる人が一緒になるように、グループを作る方が望ましいと考えます。医療安全研修など多人数が参加する場合では、予めグループ作りをすることは不可能ですので、多職種がペアもしくはグループになれるように、会場の席を職種ごとに指定しておくと良いでしょう。

③ デモンストレーション

最初に手順を理解できるように、ファシリテーター（演習を指導し、解説する者）が短いシナリオを用いてデモンストレーションを行い、方法についての質問を受けます。デモンストレーションに用いるシナリオは、医師記録もしくは看護記録のSOAP1つ分で十分です。また、デモンストレーションでは、観察者を配置せずに患者役と医療者役だけで行ってもかまいません。

デモンストレーションでは、患者側が質問する態度を攻撃的にしないことが大切です。患者側がクレームを言うデモンストレーションをすると、クレーム対応のロールプレイになってしまい、記載改善の目的から外れてしまいますので、注意しましょう。
　また、望ましい記載方法で記載されたシナリオを用いてデモンストレーションを行ってもよく、参加者が参考にできるように、デモンストレーションのシナリオには、記載の模範となる改善例を示すようにしましょう。なお、途中退席すると体験が中断されて学びが激減する上に、ペアやグループの他の人に迷惑がかかるので、退席しないように予め参加者に知らせておく方が良いでしょう。

④ ロールプレイの実施

　「模擬カルテ開示」は表1に示す手順で、3人もしくは6人のグループで3ケースについて行います（図1）。所要時間は60分です。

表1　「模擬カルテ開示」の手順（6人グループの場合）

1. ファシリテーターがシナリオを読むことで場面設定を理解し、患者役（図1の○）、医療者役（図1の△）、観察者（図1の●）の役を決定する（1分）
2. ケース1について、患者役は質問を、医療者役は記録から想定される質問の回答を打ち合わせる。観察者は、観察シートの①を記入する（2分）
3. 役を紹介して挨拶後、患者役が記録のどこかを示して質問し、医療者役が質問に答えるロールプレイを行う。観察者は観察シートの②と③を記入する（6分）
4. グループで体験をフィードバック（6分）後、それぞれが完全に役から降りる 感想・意見を全員でシェアし、ファシリテーターが改善ポイントを解説する
5. 患者・医療者・観察者の役割を交代して（●→○、○→△、△→●）同様に行い、全員がすべての役を体験する
6. 3ケース終了したら、ファシリテーターが全体についての質問に応答する

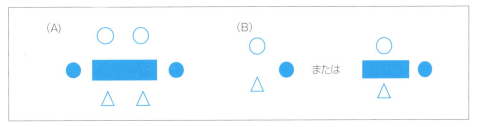

図1　「模擬カルテ開示」の座席配置　　○：患者役　△：医療者役　●：観察者
　　　　（A）テーブルを患者役と医療者役が囲む（6人）
　　　　（B）3人で行う場合、テーブルはなくても良い

　3人グループで行う場合は、手順2の質問や回答の打ち合わせは不要です。個々人の頭の中で考えてください。また、手順4のグループフィードバックの時間は3分で良いでしょう。
　手順3で、患者役をする人は、記載のどの部分について質問しているかを明らかにして質問し、医療者役をする人は、行った医療行為を記録から知ることができるか考えて、患者役からの質問に回答・説明することを忘れないでください。シナリオに記載された

内容だけでは情報が少ないので、医療者役が患者役の質問に回答する時に、フィクションの内容を追加しても構いません。役になりきって楽しめばよいのです。

観察者は、「模擬カルテ開示」観察シート（図2）にメモしながらロールプレイを観察して、グループフィードバックに備えます。観察シートには、図2のように、グループで体験をフィードバックする時の留意事項も記載しておくと役に立ちます。

1．改善が必要と思われる記載部分を記入して、改善案を考える

2．ロールプレイで上手だった、あるいは参考になった点を記入

3．その他、気付いた点

＊グループで体験をフィードバックする時に留意すること
1．医療者役（応答に困った点を話す）→ 2．観察者（観察シートに記入した内容、ロールプレイで感じたことを話す）→ 3．患者役（記録内容や医療者役の回答にどのような感情を持ったかを話す）の順番に発言してください。
全員が発言できるように時間配分を考慮すること！

図2 「模擬カルテ開示」観察シート

⑤ ファシリテーターの役割

ファシリテーターは、デモンストレーションでロールプレイの方法を説明するほか、ロールプレイの時間管理を行います。活発なロールプレイを中断し難い気持ちになるかもしれませんが、時間厳守でロールプレイを打ち切っても気付きは得られます。研修の終了時間を守ることも必要です。また、ファシリテーターが改善ポイントを解説する際、参加者が「非難されている」と思わないように配慮し、良く書けている部分も参加者に伝えることが大切です。

なお、各グループに「模擬カルテ開示」経験者などオブザーバー的なファシリテーターを配置しても良く、その場合は、ファシリテーターの間で、グループで話し合うポイントを打ち合わせておくようにします。

2）30分で行う「ミニ模擬カルテ開示」

「模擬カルテ開示」に60分の時間を取れない場合や、医療安全研修時など研修時間を60分で終えたい場合には、患者役と医療者役の2人でペアとなり、2ケースだけ用

いて30分で「ミニ模擬カルテ開示」を行います（図3）。「模擬カルテ開示」と同様、デモンストレーションを行った後で手順を説明し、方法についての質問を受けてください。手順を表2に示します。研修時間を60分に設定した場合、講義時間も30分と短いですから、診療記録の種々の項目のうち、例えば「インフォームド・コンセントの記録について」というように、テーマを決めて行うと効果的です。

表2 「ミニ模擬カルテ開示」の手順

1. ファシリテーターが読んだシナリオから状況を理解し、患者役もしくは医療者役を決定する（1分）
2. ケース1の患者役は質問を、医療者役は回答の内容を考える（2分）
3. 役の挨拶後、患者役の質問に医療者役が答えるロールプレイを行う（5分）
4. ペアで体験の感想を自由に話し合ってフィードバックする（3分）
5. ケース1について、全体シェアとファシリテーターによる解説
6. 役割を交代して、ケース2について同様に行う
7. 2ケース終了したら、ファシリテーターが全体についての質問に応じる

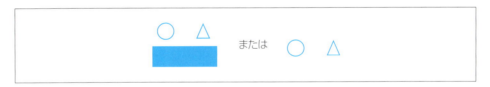

図3 「ミニ模擬カルテ開示」の座席配置　　〇患者役　△医療者役

3）参加人数が少ない場合の「模擬カルテ開示」

「模擬カルテ開示」を少ない人数で行う場合は、一つのグループのロールプレイを他の参加者が観察する方法もあります。この場合は、通常の方法よりも観察者が多くなります。通常の「模擬カルテ開示」では、全体シェアで各グループのフィードバック内容を発表してもらって共有しますが、ロールプレイそのものをシェアすることはできません。しかし、この方法ではロールプレイをシェアできますので、グループのフィードバックがそのまま全体シェアになるメリットがあります。手順は通常の方法で行い、医師・看護師には患者役・医療者役・観察者のすべてを体験してもらいますので、人数が増えた観察者役はファシリテーターもしくは診療情報管理士が担当すると良いでしょう。

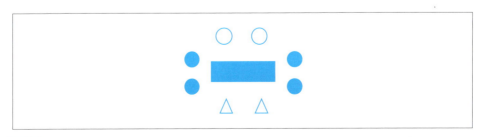

図4 参加者が少ない場合の座席位置　　〇：患者役　△：医療者役　●：観察者

2 「模擬カルテ開示」で用いたシナリオの記載改善例

　ここでは転倒・転落例と身体抑制例を用いて、シナリオの記載をどのように改善するかを示します。SOAP ではなくフォーカス チャーティング（第2章コラム「フォーカス チャーティング」参照）を看護記録に用いている施設もありますので、記載の一部をフォーカス チャーティングでも記載しました。
　第11章にシナリオを15例紹介しますので、実際に「模擬カルテ開示」の演習を行ってみてください。

1）転倒・転落例

　右大腿骨骨折術後の75歳女性。リハビリ訓練に行く前に病棟のトイレで転倒した。

8:30	S：動かすと痛い。 O：立ち上がり時は介助が必要であるが、昨日より足に力が入っている。車椅子への移動は、看護師1人介助で実施可能。 A：見守りは必要であるが、できるだけ本人で実施できるように支援する。 P：プラン継続。　　　　　　　　　　　　Ns. A	*1
9:30	O：トイレで立位時にバランスを崩し転倒。左前腕と手背を打ち、表皮が2×1cm剥離した。　　　Ns. A	*2
10:00	O：BP 80台、PR 103、左手背に表皮剥離あり、テープで固定。 　　CT/XPで左上肢に骨折認めず。 A：血圧低めで心拍数多い。昨日の尿量は680mlで、やや脱水傾向。輸液が必要か。　　　　　　　Dr. B	*3
14:00	S：少し痛いね。 O：食事摂取後の嘔吐もなく、むせなく飲水できている。 A：補液追加となっているが、こまめに飲水を勧めながら飲水量確保していこう。飲水チェック表を用いて飲水量把握していく。 P：継続。　　　　　　　　　　　　　　　Ns. A	*4

〈解説〉

*1
- Sの患者の訴えが書けているのは良いが、Sの痛みに対するAとPがない。
- Oに、OよりもAに記載した方が適切と思われる記載がある。
- 痛みの程度をNumeric Rating Scale（NRS）やフェイススケールなどで客観的に記載する方が良い。
- Pのプランの内容が具体的に分からない。
- 痛みに対して、剤型や量に種類が複数存在する薬剤の投与がPに書かれる場合には、薬剤を特定できるように表記する必要がある。

*2
- 転倒した状態のもっと詳細な観察記録が必要。8:30に「立ち上がり時は介助が必要」と記載があり、トイレの立ち上がり時に看護師は介助したのか、本人のみの行動か不明。また、主治医に報告したのかどうか。報告後の指示は何か。
- Aに限り記載しても良い「思われる」を使用した改善一例を以下に示す。

*3
- Sがない。
- Oで血圧の「台」表記は曖昧。その時の測定値を表記する。
- 術後の右股関節部分が大丈夫だったか確認して、Oに記載。
- Aの脱水と転倒との関連についてアセスメントがない。尿量はOに記載した方が望ましい。
- Pがない。リハビリ訓練はどうするのか。

*4
- Oに記載がない、打った部分の観察所見、その後の血圧、脈拍はどうだったのか。
- AにPが書かれている。
- Pの「継続」は何のことか分からない。

〈記載改善の一例〉 青マーカー部が修正部分

| 8:30 | S：動かすと痛い。
O：立位で右股関節部の疼痛を訴えた。立ち上がり時にふらついたが、自分の足で踏ん張れた。フェイススケール 3/5。
A：車椅子への移動は看護師一人介助で可能。見守りは必要だが、昨日より足に力が入っている。
P：医師より疼痛時とリハビリ前にカロナール200mg錠1錠内服可との指示あり、明日からカロナール内服後リハビリする。できるだけ本人で実施できるように支援する。　　　　　　　　　　　Ns. A | *1 |

9:30	#転倒 S：トイレで立ち上がろうとした時バランスを崩して転んだ。左の腕と手を打った。気分は悪くない。 O：排尿のため車椅子でトイレに移送し、ドア前で待機していたところ音がし、ドアを開けるとうつぶせに倒れている。意識清明、麻痺なし。瞳孔不同なし。左手背に表皮剥離2cm×1cmあり。左腕に軽度発赤。左肩・頭部には外傷なし。BP100/80、PR90。 A：打撲は左腕と左手のみと思われる。 P：主治医に報告。再転倒防止プランを作成。　　Ns. A		＊2
10:00	O：BP 84/66、PR 103、左手背の表皮剥離をテープで固定。 CT/XPで左上肢に骨折認めず。右股関節手術部位に異常なし。昨日の尿量680ml。 A：血圧低めで心拍数多い。やや脱水傾向。脱水は転倒の一因になりうる。 P：輸液を追加し、ベッド上安静と水分出納バランス計測を指示。 リハビリ訓練は本日休み、明日の状態で再開する。 　　　　　　　　　　　　　　　　　　　　　Dr. B		＊3
14:00	S：打ったところが、少し痛いね。嘔吐していない。 O：BP 120/70、PR 90。NSR 1/10。左腕打撲部分の発赤は消失している。食事摂取後の嘔吐について問うと上記答え。ムセなく飲水できている。 A：補液追加となっているが、誤嚥はないので飲水を勧めることも可能。 P：こまめに飲水を勧めながら飲水量確保。飲水チェック表を用いて飲水量把握していく。　　Ns. A		＊4

　上記9:30と10:00の看護記録改善例について、フォーカスチャーティングではどのような記載になるでしょうか。一例を示します。

月日	時間	フォーカス	D：情報、A：行ったこと、R：反応	記載者
○/○	9:30	トイレでうつぶせに倒れている	D：「トイレで立ち上がろうとした時バランスを崩して転んだ。左の腕と手を打った。気分は悪くない。」 排尿のため車椅子でトイレに移送。ドア前で待機していたところ音がした。意識清明、麻痺なし。瞳孔不同なし。左手背に表皮剥離2cm×1cmあり。左腕に軽度発赤。左肩・頭部には外傷なし。BP100/80、PR90。	
			A：主治医に報告。再転倒防止プランを作成。	Ns. A
	10:00		R：輸液、ベッド上安静、水分出納バランス計測、リハビリ訓練本日休みの指示あり。	Ns. A

2）身体抑制例

 小規模多機能ホームで脳梗塞を発症して救急入院となった80歳女性。

10:13	#左中大脳動脈塞栓症 O：JCS3。右不全麻痺。 A：来院時よりは麻痺程度改善している。 P：リハビリをオーダー。　　　　　　　　Dr. A	*1
13:30	S：せんせい。せんせい。 O：ベッド上で左手を振って看護師を呼ぶ。ベッド柵をつかんで起き上がろうとするが、座位不可。安静を守るよう伝えるが、再び上肢動かし、点滴ラインを触る。 A：認知症で、理解力低く従命不可。点滴ライン抜去の危険性あり。 P：主治医に安静度確認。自己抜去予防のためミトン装着。　　　　　　　　　　　　　　　　　　Ns. B	*2
15:00	O：転倒・転落カンファレンス実施する。意識レベルJCS3、見当識障害あり。柵を持ち上げる行動はないので柵の固定は不要。 A：発病2日目、高齢で認知症のため環境の変化に対応できていない。 P：4点柵を設置する。　　　　　　　　　　Ns. B	*3
15:07	次女に身体抑制について説明し、同意を得た。　Dr. A	*4
17:30	ウオーキングカンファレンス実施。 点滴自己抜去のリスクがあるため、両手におにぎり君を装着。装着後、意識レベル・神経サイン・点滴穿刺部についてダブルチェックを行った。　　　　　Ns. C	*5

〈解説〉

*1
- S がない。
- O に麻痺の程度が具体的に記載されていると、A の「麻痺程度改善」の根拠となる。
- P のリハビリの目的は何か。

*2
- S に患者の言葉そのままが書かれているのは良く、O より、S の「せんせい」は医師を意味せず、見当識障害があることが分かる。O にバイタルサインがない。
- A の「理解力低く」は必要か？ 「従命」という表現は倫理的に問題がある。
- 点滴ライン抜去の危険性という A から P をミトン装着とするのは理解できるが、この記載後に説明・同意なくミトンを装着したと誤解されうる。誤解されないように記載する必要がある。

13:30以降に、安静度を確認した結果の記載がない。

*3
- O の「柵を持ち上げる行動はないので柵の固定は不要」は A である。
- 15:00の記載は SOAP でなく、カンファレンス記録として記載する方が良い。参加者名も記載しておく。

*4
- 医師が説明した記録があるのは良いが、身体抑制には、柵設置、ミトンや抑制帯の装着など複数の方法があるので、そのすべてについての説明内容を別紙に準備し、「別紙を用いて」と記載した方が良い。
- 説明した時間を記載しておかないと、同意なく４点柵を設置したと受け取られる可能性がある。

*5
- ４点柵設置だけでは自己抜去防止が難しいと判断した根拠の記載が望ましい。
- おにぎり君をミトンなどの一般名称にするか、「」で表現した方が良い。
- ミトン装着後に観察した記録があるのは良いが、チェックの結果記載がない。

〈記載改善の一例〉　青マーカー部が修正部分

10:13	#左中大脳動脈塞栓症 S：手が動く。 O：JCS3。右不全麻痺。別紙、徒手筋力テスト（MMT）評価表参照。 A：来院時よりは麻痺程度改善している。 P：廃用症候群予防と機能改善のためリハビリをオーダー。　　　　　　　　　　　　　　　Dr. A	*1
13:30	S：せんせい。せんせい。 O：ベッド上で左手を振って看護師を呼ぶ。ベッド柵をつかんで起き上がろうとするが、座位不可。安静を守るよう伝えるが、再び上肢を動かし、点滴ラインを触る。BP130/80、PR84。 A：認知症で、説明に同意する行動が見られない。点滴ライン抜去の危険性あり。 P：主治医に安静度を確認し、点滴ライン自己抜去防止のためのミトン装着を相談する。　　　　　Ns. B	*2
14:00	主治医よりベッド上安静の指示あり。身体抑制について相談したところ、家族に説明すると回答があった。 　　　　　　　　　　　　　　　　　　　Ns. B	
15:00	転倒・転落カンファレンス記録　　参加者：Ns. B、Ns. C、Ns. D 意識レベルJCS3、見当識障害あり。発病2日目、高齢で認知症のため環境の変化に対応できていない。柵を持ち上げる行動はないので柵の固定は不要。 転落防止のため、4点柵を設置する。　　　Ns. B	*3
15:07	14:40より15:00、次女に4点柵設置、ミトン装着を含む身体抑制について、別紙を用いて説明し、同意を得た。 次女からの質問はなかった。　　　　　　　Dr. A	*4
17:30	ウオーキングカンファレンス実施。 点滴ラインを引っ張る仕草が見られて、点滴自己抜去のリスクがあるため、両手に「おにぎり君」（ミトン）を装着。装着後、意識レベル・神経サイン・点滴穿刺部についてダブルチェックを行い、問題となる異常所見を認めなかった。　　　　　　　　　　　　　　　　　Ns. C	*5

13:30と14:00の看護記録改善例を、フォーカスチャーティングで記載するとどのようになるでしょうか。一例を示します。

月日	時間	フォーカス	D:情報、A:行ったこと、R:反応	記載者
○／○	13:30	点滴ラインを触る行為あり	D:「せんせい。せんせい。」ベッド上で左手を振って看護師を呼ぶ。ベッド柵をつかんで起き上がろうとするが、座位不可。 安静を守るよう伝えるが、再び上肢を動かし、看護師の説明に同意する行動が見られない。BP130/80、PR84。 A:点滴ライン抜去予防のため、ミトン装着を主治医と相談する。主治医に安静度確認。	Ns. B
	14:00		R:主治医よりベッド上安静の指示と、身体抑制について家族に説明して同意を得る、と回答あり。	Ns. B

3　「模擬カルテ開示」とロールプレイ

　ロールプレイは「現実に近い状況を設定し、参加者に特定の役割を演技させること」で、その目的は4つあります（表3）[6]。

表3 ロールプレイの目的

1. 対人間の心理洞察や場面洞察力を高める
2. 主体性・自発性を高め、行動力を身に付ける
3. 正しい動作・技能を身に付ける
4. 自己反省させ、態度・行動の変容を促す

　ロールプレイの状況は、参加者にとって内容が現実であると信じられるものでなければなりません[83]。状況を自分のものと受け止められると効果が高いので[83]、自分達が記載した記録からシナリオを作成することが望ましいと考えます。ロールプレイを設定する上で、1）適切な環境、2）参加者が出された指示を信頼できるファシリテーター、3）様々な個性の集まりで構成されたグループ、4）明確な形で役柄から抜け出すこと、を考慮します[83]。

　体験から学ぶ人は学習者自身ですから、ファシリテーターは、参加者の気付き・分かち合い・応用・実行することを促進するよう働きかけます[84]。手順の注意事項を説明しすぎず、やってみた後に質疑応答する方が学習効果は高くなります[17]。学んだ成果の定着には「何を学んだか」という振り返りを発言してもらうことが重要で、さらにグループフィードバックの時、お互いにほめ合うことで学習効果が高まるとされます[17]。全員が積極的に体験学習から学ぶため、必ず全員が発言するように予め参加者に伝えておくと良いでしょう。

　ある種の役割を演じるのが難しいのは、十分な経験や知識がなくて適切な行動を生み出すことができないか、あるいは居心地の悪さを感じているかのどちらかです[83]。実際に、医師・看護師以外の職種が、医師記録・看護記録からなるシナリオで「模擬カル

テ開示」の病院側の役を務めるのは困難な場合がありますので、その時は患者側の役だけをしてもらうようにグループを構成すると良いでしょう。「ミニ模擬カルテ開示」の場合は、医師・看護師ペアに他職種の人を1人加わってもらうようにします。もちろん、他職種の人が医師役・看護師役を楽しんでも結構です。ロールプレイは、「新たな行動」を生み出す遊びの場です[83]。「模擬カルテ開示」体験者の多くが楽しい学びであったとアンケートに回答してくれました[81]。

4 「模擬カルテ開示」とシミュレーション

シミュレーションは、体験による気付きを分析・一般化し、行動を変えていくことを習得するためのものです[84]。医療安全管理教育において、実際に体験することで腑に落ちることは大切で、技術習得を高める効果を持ちます[85]。シミュレーション教育は、一般的に表4のような段階を取ります[86]。

表4 シミュレーション教育の段階

1. 今まで学んだことを確認して、どう活用するのかを説明する
2. ファシリテーター（チューター）がデモンストレーションをして説明する
3. 監督下に実際に手技を行い、適宜チュータや同僚からフィードバックを受ける
4. 継続して練習することを奨励する

シミュレーションの前には講義を行って、「模擬カルテ開示」を行う目的・目標を確認します（ブリーフィング）[84]。行った後に経験を振り返って皆で意思を共有するデブリーフィングを行うことが不可欠とされ[84]、「模擬カルテ開示」ではグループフィードバックと全体シェア・解説がこれに当たります。デブリーフィングはシミュレーション実習を効果的なものにするためにとても重要です[86]。

効果的なシミュレーション教育を行うためには、どの課題を学習者に学んでもらいたいかという視点を持って、材料であるシナリオを作成することが重要です[85]。「模擬カルテ開示」のシナリオは、インシデント事例や記録監査で問題があると評価されたカルテのごく一部分（A4サイズ1枚に収まる分量）を、個人情報が分からないように配慮して作成するだけなので、特別なスキルは必要ありません。誰にでも作成できます。筆者が医療安全研修を担当した施設の診療記録には、それぞれローカルルールのような癖が見られました。シミュレーションに現実味を出すには、各施設の診療記録をもとにシナリオを作成するのが望ましいでしょう。

5 「模擬カルテ開示」を行う場合の問題点と対応

自施設で「模擬カルテ開示」を行うのは難しいと考える人もいるかもしれませんが、自施設で「模擬カルテ開示」を実際に行って好評だったとの報告は、病床数の多い病院だけではなく、200床未満の病院勤務者からも得られていますし、病棟単位で行うこ

ともできます。以下に、「模擬カルテ開示」を開催する場合に支障となる可能性がある問題点への対応を提案します。

1）シナリオ作成にマンパワーが足りない

　個人を特定しない工夫が難しく、実際の診療記録をもとにするのが難しい場合は、書籍に掲載されているシナリオをその出典を明記して用いると、シナリオ作成の労力は省くことができます。本には解説も記載されているので、慣れたファシリテーター・指導者がいなくても行うことができるでしょう。

　また、記録監査を行っていない場合には、インシデント・医療事故事例やカルテ開示が申請された事例の記録の一部を用いて、シナリオを作成すると良いでしょう。記録内容はそのままにして日時と患者の年齢・性別を変更するだけで、シナリオにできます。

2）時間や場所の設定が難しい

　他の研修も多く、時間と場所が取れない問題には、対象を絞って開催することを勧めます。医師の場合は初期臨床研修医の時期に実施すると良いでしょう。看護師の場合は看護記録委員会、病棟単位、看護部全体など無理なく参加できるように可能なところから始めてみましょう。

　また、身近に起こったインシデントの記録を用いて病棟会議で改善方法を検討するなど、研修のテーマを選択して短時間で行えるものにすると行いやすいと思います。

3）病院側の理解が得られない

　筆者は、診療記録等管理委員会の活動の一環という形で年に1回「模擬カルテ開示」を行い、診療記録等管理委員会のほか、初期臨床研修管理委員会にも実施報告をして、病院に活動を認知してもらっています。看護記録委員会の活動、院内医療安全研修会などと位置付けして開催すると良いと思います。

　また、病院機能評価など第三者評価でも多職種による記録監査の実施が求められていることを根拠に、監査結果を教育に活用してみるのも良いでしょう。

4）ファシリテーターの適任者が見当たらない

　シナリオの改善点を解説するに当たって、院内記録監査メンバーの協力が得られればより望ましいですが、それができなくても診療情報管理士の協力があれば「模擬カルテ開示」は行うことができます。筆者はそうして行ってきました。また、可能であれば、医療安全管理者、教育を担当する医師・看護師、医療安全委員会や記録委員会のメンバーにシナリオの解説内容を検討してもらうと良いでしょう。

6 まとめ

　この章では、「模擬カルテ開示」の3つの方法を説明し、この体験学習の基礎となる

シミュレーション、ロールプレイについて解説しました。また、自施設で実施する場合のコツと、支障となると考えられることへの対応方法も示しました。第3部に紹介するシナリオで、ぜひ「模擬カルテ開示」を体験してみてください。

　図5は参加者の笑顔が見られる「模擬カルテ開示」の様子です。

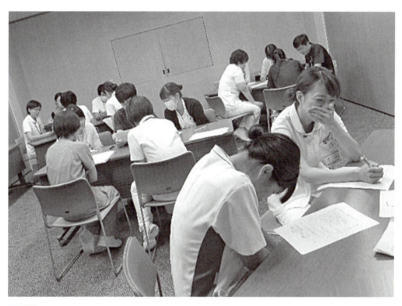

図5　模擬カルテ開示の様子

第8章 「模擬カルテ開示」の有効性

「模擬カルテ開示」には、1）診療記録記載・カルテ開示の重要性を認識できる、2）診療記録の記載について教育できる、3）実際の記録をもとにするため記録監査の側面も持つ、4）多職種が一緒に討議することでチーム医療を推進できる、5）シミュレーションとして実際のカルテ開示に備えることができるという5つの意義があります[81]。また、「模擬カルテ開示」の監査機能には、多職種討議による監査の質の向上、監査への主体的取り組み、監査結果の直接伝達などの利点もあります[81]。この章では、「模擬カルテ開示」が記載改善に有効な仕組みについて考察します。

1 体験者の評価

1) 臨床研修医の「模擬カルテ開示」

筆者が行った60分間の「模擬カルテ開示」を、2006年から2017年の間に臨床研修医1年目で体験した医師14名に無記名自記式アンケートを実施し、12名から回答を得ました。10年前の体験であっても体験した記憶があり、「自分の記載に何が抜けているか知ることができた」、「医師記録記載の基礎になった」、「具体的に反省できる良い機会となった」、「見られることを想定できるようになった」、「トラブルになる可能性があるか意識するようになった」など、役に立っていると回答を得ました。また、現在医師記録を書く際に、「患者の問題点、Sを書く」「できるだけ予想されることをカバーする」、「見られる・読まれることを意識する」、「誰が見ても分かりやすい医師記録になるように書く」、「陰性所見を忘れず記載する」、「説明内容だけでなく、患者の反応も書く」、「誰に開示しても良いように書く」などを意識していると回答がありました。

2) 医療安全研修実施施設での「ミニ模擬カルテ開示」

筆者は10施設（病床数50～1048床、診療科数3～46科）の医療安全研修において、講義60分と「ミニ模擬カルテ開示」30分を行い、各施設で実施された研修後のアンケート調査で1220件の有効回答数（平均回答率79.8％、回答者職種は医師10.1％、看護師73.7％、事務など16.2％）を得ました。

研修内容の評価は、よく理解できた：平均44.9％、理解できた：平均50.3％で、90分の研修時間については平均76.6％の回答者が適切と評価し、回答者の20.7％が短い（もっと聴きたい、もっとやりたい）と評価した施設もありました[87]。そして平均97.7％の回答者が「この研修は記載を改善する実践に役立つ」と評価してくれました[87]。

さらに、218件の自由記載には、「診療記録記載の重要性を再認識した」、「ロールプレイを体験することで主体的に学べた」、「視点を変えることで、自分達の記録の不十分さに気付けた」、「他職種の意見が聞けて良かった」、「面白く、楽しかった」などの感想

が記載されていました[87]。これらは、「模擬カルテ開示」を用いた研修の有効性を示しています。

3）医療事故・紛争対応研究会　人材養成講座での「模擬カルテ開示」

筆者は、医療事故・紛争対応研究会の医療安全管理者人材養成講座の講師を担当しており、受講者は講義60分に加えて「模擬カルテ開示」を60分間体験します。講座終了時に無記名自記式アンケートを実施し、2015年度から2017年度の受講者から203件の自由記載を得ました。

自由記載したのは、医師18.3％、看護師54.4％、事務17.2％、薬剤師など10.1％で、前節の医療安全研修回答者と比較して、看護師以外の職種が高率でした。①講義だけでなくロールプレイをすることで、問題点が明確になると感じた、②他職種と一緒に視点を変えることで、患者の気持ちなど色々気付けた、③ロールプレイの重要性を再認識し、知識が定着して非常に勉強になった、④記録が不備だと患者・家族に説明できないと痛感した、という感想を職種に関わらず得ることができました[87]。

医師は「非常に面白く、楽しく、有意義だった」、「ロールプレイは心に残り、今後のインフォームド・コンセントに活かせる」、「カルテ開示に備えて心の準備ができた」、看護師は「一方的な指摘より、ロールプレイで実感できるため記録改善に効果的だ」、「記録の大切さを理解し、誰が見ても分かるよう記載するのに、この体験は重要だ」、薬剤師は「患者側に立って考えさせられたし、とてもためになった」、「コンフリクトマネジメントと記載教育が一度にできるので有用だ」、事務は「患者の立場で記録を見ると、カルテの問題を違う方向で考えることができた」、「医師役をして医療者の心細さを体験でき、貴重な体験となった」、「チーム医療の点からもとても面白い企画だと思う」、「患者対応や訴訟から、必要な情報はカルテにたくさんあると改めて実感できた」などのコメントを得ました[87]。

アンケート結果を統計分析した結果、「模擬カルテ開示が記載の改善に役立つ」ことに、「記載の改善点が理解できた」ことと「立場を変えることが重要」ということが有意に影響していました[87]。さらに「模擬カルテ開示」で特筆すべきは、楽しめる体験学習であることです[81]。5段階評価（1：思わない、2：やや思わない、3：どちらでもない、4：ややそう思う、5：そう思う）で「模擬カルテ開示を楽しめたか」と質問したところ、総回答数165件（平均回答率86.6％、回答職種は医師24.8％、看護師46.1％、薬剤師3.0％、事務13.9％）の平均点は4.26±0.88と高く、多くの参加者が楽しめていました[87]。

2　有効性の仕組み

1）アクティブラーニング

人間が集中して話を聞きとれる時間は約15分だと言われますから[88]、講義を補う何らかの活動を行う学習（アクティブラーニング）と組み合わせるのが効果的です[89]。

これには、発見学習、問題解決学習、体験学習、調査学習などが含まれ、技法として「シナリオ・事例研究」、「グループで応用課題に取り組むチーム学習」、「ロールプレイ、シミュレーション」などがあります[90]。

アクティブラーニングとしてのシミュレーション教育は、現実に似せた状況を体験させることで学習を促進する経験学習で[91]、いざという時に的確な判断ができるようにしておくのです[92]。ロールプレイは狭義のシミュレーションに近く、役割になりきることで、その役割の心理的な動きをつかむことができます[88]。また、グループワークで行うと、参加者同士の討議から多くの気付きを得て、行動を良い方向へ変える期待が持てます[88]。

どんなことに気が付いて学んだかについて、終了時に体験を言葉にして振り返る作業は、アクティブラーニングをさらに深めるとされます[93]。講義時間を最小限にとどめ、小グループを作り、事例検討やロールプレイを通して受講者同士が学ぶことによって、95％の受講生が満足したという報告もあります[94]。

2) リフレーミング

人間はパターン化された認知フレームを用いて現実を見ており、そのフレームは、私達の解釈・行為・営みの背景となっています[95]。そして、私達は態度や認知フレームを変えることができ、このフレームを変える、つまり見方を変えることをリフレーミングと言います。リフレーミングは私達の感情・行動・習慣・態度・スキルなどを変え、選択肢を増やします[96]。特に、多職種との連携によって新しい視点を得ることは、これまでに培われた価値観を打ち破ることができ、変容学習として態度教育やプロフェッショナルとしての学びにも繋がると報告されています[97]。

3) 気付き

気付くとは、「はっきりと」「明確に」「意識的に」認識することで、行動を伴います[98, 99]。

たとえ相手が「分かりました」と言っても、本当に分かったかどうかは行動で判断すべきです[99]。気付きを軸にした体験型講義の授業評価アンケートでは、一般的な講義や実習・演習と比べて満足度が高く、より深く感動ある学びが自覚されるのではないかと報告されています[100]。自分達で気付いたことは宝となって、いつまでも心に残るでしょう。

4) 変わる

人が変われない要因には、①変わる必要性を理解しているが、変われない理由が分からない、②人間は本質的に変われないと思っている、③成長ではなく学習のみしている、があります[101]。学習とは自分が持っているものが増え、すでにできることがもっとうまくできるようになることですが、成長は、より多くのことを異なるやり方で学び、より広い視野を持つことで得られます[102]。人の成長は、行動が変わることで示されると

言えるでしょう。

また、変革を阻む要因として意欲を萎えさせるシステムや不安などがあり、改善目標の達成を妨げる裏の目標が存在します[101]。自分の枠組み（認知ノレーム）を通してものごとを見るだけでなく、その枠組みそのものを見るよう成長する必要があります[101]。

変化を生む具体的なコツは「ふりをする」ことで、これまでと違ったことを形から入ってやり続けていると、やっているうちに気持ちも変わってくると言われています[103]。お手本を真似るのも変わるための有効な方法です。

5）「模擬カルテ開示」は楽しい

体験者のアンケート結果は、「模擬カルテ開示」が楽しめる学習であることを示しています。医療機関で開催される医療安全研修には義務的に出席している医療者も多いのですが、「模擬カルテ開示」の研修会場では笑い声も聞かれ、「もっとやりたい」という感想を得るほど楽しい体験学習ができるのです。楽しいと感じられることはパワフルで、研修で得られる効果を確かなものにすると考えます。

記録の改善にあたって最も重要なのは記載者が記録の問題を自分のこととして受け止め、改善に取り組むことだとされています[22]。研修の原動力は研修者にあり[104]、自分が行動主体であることに気付くことが出発点なので[105]、学ぶことは楽しいと伝えられるかどうかは大切です[92]。「模擬カルテ開示」が、個人での学習よりも効果的だとされる共同学習であることも、楽しさを高めていると考えます。

3 まとめ

この章では、体験者の評価を報告するとともに、「模擬カルテ開示」が記載改善に有効な仕組みについて考察しました。「模擬カルテ開示」は、アクティブラーニングとしてのシミュレーション、ロールプレイの体験学習です。記録を患者側の立場で見るリフレーミングによって、体験者が診療記録の不十分さに気付きます。その気付きは長く心に留まり、記載を改善する行動につながり、人としての成長をもたらします。「模擬カルテ開示」のシナリオの解説を読むことは記載改善点の理解を助け、望ましい記載を考える機会となります。模範となる記載を真似ることも記載改善に役立ちます。

改善の出発点は、何が問題かを見つけて改善が必要だと認識することです[106]。現場の人間は今のやり方に問題があると思っていないので、いかに問題点を見出すかが極めて重要です[106]。記録を改善するには、記録監査が問題点を見出す手がかりとなります（表1）。記録監査を行っていない医療機関では、カルテ開示申請例やインシデント事例などの実際の記録の一部を用いてシナリオを作成すると良いでしょう。本書のシナリオも活用ください。「模擬カルテ開示」で楽しく学んで、診療記録を充実しましょう。

表1 記載改善のプロセス

診療記録の記録監査を行い、模範となる記載、問題のある記載を抽出する

↓

抽出された記載の一部を、個人情報が分からないようにしてシナリオを作成する

↓

シナリオを用いて「模擬カルテ開示」、「ミニ模擬カルテ開示」を行う

↓

記録監査で改善状況を評価し、サイクルを回す

第9章 記載教育における他の取り組み
―― 学生・研修医などを対象として

「模擬カルテ開示」は、医療現場で働く医療者にとって診療記録を充実する有効な手段となりますが、まだ診療記録を記載したことのない研修医や学生が「模擬カルテ開示」に参加して、医師あるいは看護師の役で患者側の質問に答えるのは難しいでしょう。この章では、「模擬カルテ開示」以外の記載教育の取り組みとして、研修医記録勉強会、看護記録勉強会、医療系学生に対する記載教育について紹介します。

1 研修医を対象とした記載教育

研修医が勤務する初めに、診療記録の管理や取り扱いなどを教育し、診療記録の改ざんは絶対にしてはならないと認識できるようにすべきです。また、記載教育も含めた医療安全教育には、体験型・参加型の教育手法を用いて研修医に多くの気付きを持たせることが重要です。

筆者は、4月第1週に行う1年目研修医オリエンテーションで、医師記録記載についての基本的な講義をします。そして、5月に研修医記録勉強会を開催し（図1）、7月もしくは9月に「模擬カルテ開示」を行うことにしています。つまり、講義の部分はすでに理解しており、医師記録の記載にも慣れたころに体験学習を行って、自らの記載を振り返る機会にするのです。研修医カルテ勉強会について述べます。

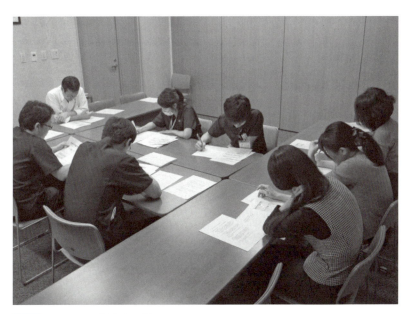

図1 研修医記録勉強会の様子

研修医記録勉強会では、記録監査もしくは診療情報管理士が抽出した、研修医の記録で気になった部分を個人情報・記載者を伏せて資料にします。参加者は、研修医、5・6回生の医学生、研修医指導医、診療情報管理士です。研修医には表1の用紙を渡して、各資料について自分の意見を記入します。その後に、記入した内容を全員でシェアし、診療情報管理士がコメントします。参加者全員が平等に自分の記載について意見を聞けるように、人数分の枠と資料を準備するようにしましょう。所要時間は60分です。

研修医は、この勉強会で自分の記載のどこが良くて、どこを改善すると良いかを知ることができます。自分の記載の在り方に自信がないために記録は難しいと思っている参加者もいますので、良いところを見出してほめ、互いを認めることも大切です[22]。また、資料の一つには、望ましい記載例を加えておき、これをお手本として真似るようにすることを推奨します。

表1 研修医記録勉強会で用いるシート（n人が参加した場合。用紙はA4サイズ）

	見習いたいと思った点	改善した方が良いと思った点
資料1 （研修医1の記載）		
資料2 （研修医2の記載）		
資料3 （研修医3の記載）		
資料n （研修医nの記載）		
資料n+1 （望ましい記載例）		

2 医学生を対象とした記載教育

医学教育モデル・コア・カリキュラムには、到達目標として「適切に患者情報を収集し、問題志向型診療記録（POMR）を作成できる」、「診療経過をSOAP（主観的所見・客観的所見・評価・計画）で記載できる」という項目があります。つまり、POMRに沿ってカルテを記載できることは、医学生の基本であると明言されているのです[19]。また、卒前教育で実際に診療録を作成する訓練を必須にするとともに、法規や医療制度などの具体的教育研修が必要です[32]。

著者は、大学5・6回生の医学生の学外ポリクリ研修はもちろん、早期体験実習で来院する大学1回生の医学生・薬学生にも、裁判例などを用いて医師記録記載の重要性を具体的に講義しています。この時、「教える」というより「考えてもらう」ことに焦点を当てて、「診療記録は何のために書くのか？」、「チーム医療とはどのようなことか？」と質問し、学生が自分の考えを発言するのを待ちます。記録がなぜ必要なのかを学生のうちに理解しておくと、医療の現場に出てから適切に診療記録を作成すると期待できます。学外ポリクリ研修の学生には、研修医カルテ勉強会に参加してもらいます。

3 看護記録勉強会

　参加者は看護師、診療情報管理士、ファシリテーター（医療安全管理者、教育担当看護師長、看護記録委員長など）で、多数の看護師が参加できます。記録監査で問題となった実際の看護記録から一部を抜粋して、個人情報を分からないようにした資料を作成します。同じ病棟の看護師ばかりにならないようにし、経験年数にも配慮して6〜8人のグループを作ります。机の周りにグループで座り、最初に発表者、司会者、記録係を決めます（図2）。

　改善が必要な看護記録を資料とし、司会者がメンバー全員の発言を促して、グループで記載のどこが問題かを抽出し、どのように記載を改善するかを話し合います。グループ討議が終わったら、発表者がグループの意見を発表し、全員でシェアします。全グループの発表が終わったら、診療情報管理士が解説をします。所要時間は60分です。

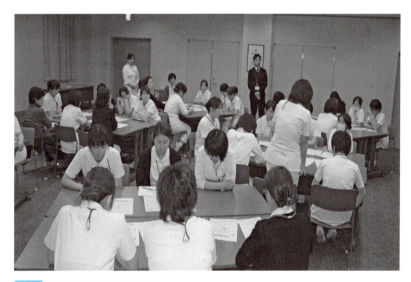

図2　看護記録勉強会の様子

4 看護学生を対象とした特別講義

　筆者は、卒業前の看護学生に、看護記録に求められる内容について60分間講義します。その際、看護学生が気付きを得られるように、クイズ形式の演習を行って記載の在り方を理解してもらうようにしています。演習の例を挙げましょう。

1）「暴言」が意味する内容を問う

　紙に「これこそが暴言だと思う言葉」を各自5個書いてもらいます。その後、隣り合った2人で見せ合い、何個一致したか、どういう言葉であったかを全員で共有します。第5章に述べましたが、「暴言」を意味する言葉として、30数名の看護学生から、2017年度は、「殺す、死ね、キモイ、ボケ、アホ、カス、許さんからな、なぐるぞ、存在価

値がない、お前」、2018年度は、「殺すぞ、死ね、訴えるぞ、バカ、アホ、クズ、黙れ、うるさい、消えろ、あっち行け、触るな、お前」を得ました。2人で一致した言葉の個数は、一番多かったペアで3個までで、「暴言」が曖昧な表現であることを理解できます。

2）「頻回」が示す内容を問う

看護記録に書かれた「頻回に訪室する」という記載における「頻回」とは、どれくらいの間隔で病室を訪問すると考えるかを尋ねます。

> **演習** あなたにとって「頻回」とはどれくらいの時間間隔ですか？記入しましょう。

> 2018年度の学生の結果は、15分ごと：13名、20分ごと：1名、30分ごと：14名、60分ごと：1名でした。「頻回」が15分ごとから60分ごとものの大きな幅を持つ表現だと理解できます。

3）表現を変えるエクササイズ

「理解力が低い」、「しつこく聞いてくる」などの記載をどのように変えることができるか2～3人のグループで話し合って発表してもらいます。学生は、「理解力が低い」を「説明したが、首をかしげて返事がなかった」、「理解を得るまでに時間がかかった」など、「しつこく聞いてくる」を「○回説明したが、同じことを聞く」、「訪室するたびに同じ質問をする」などに表現を変更しました。

看護学生に行う特別講義だけでは看護記録の基本を学ぶのに不十分なため、2018年度から「模擬カルテ開示」を新人看護師の教育カリキュラムに追加してもらいました。新人教育対象者には特別講義受講者も含まれており、その感想から繰り返し教育することの必要性を改めて確信しています。

Q&A

Q　医師記録を書かない医師にどうしたら書かせることができるか？

A　ベテラン医師も「模擬カルテ開示」体験後に医師記録を記載するようになった経験があるので、その医師が記録を書く必要性に気付きさえしたら、何歳であっても記録を改善できる。気付く方法として「模擬カルテ開示」を推奨するが、

医事紛争で被告体験をする模擬裁判も有効である。筆者は模擬裁判を体験したが、被告席に立って記録の内容について質問される緊張感はなかなかのものだった。

記録監査の結果報告として、診療記録等管理委員会名で、医師記録を書かない医師名を全職員宛に院内メールで発信する方法も、一定の効果が得られた。院長が医師に直接指導する病院もあるが、学生のうちに医師記録の重要性を理解して、適正に記載する習慣をつけることが望ましい。

また、第6章で述べたように、医師を記録監査チームに加えることで記録することの重要性を理解してもらうと良い。

Q&A

Q 医師記録の改善、看護記録の充実にどう取り組めば良いか？

A アイデアは複数ある。1）記録監査やインシデント事例などの記録を教材とする体験学習「模擬カルテ開示」、「ミニ模擬カルテ開示」をする（病棟の勉強会など小規模で行ってよい）、2）記録監査結果を個人にフィードバックして個人指導する、3）診療情報管理士が、昼休みの15分など短い時間を活用し、病棟などに出張して記載改善のポイントなどを指導する、4）グループディスカッションを主とする記載教育（看護記録勉強会など）をする、など。

5 まとめ

「模擬カルテ開示」以外に行っている記載教育の取り組みとして、研修医記録勉強会、医学生への講義、看護記録勉強会、看護学生への特別講義を紹介しました。表2に、診療記録記載のチェックポイントを掲載しておきます。

表2 診療記録記載のチェックポイント

- ☐ 事実が客観的で正確に記載されている
- ☐ 可能な限り日本語で書かれ、誰が見ても理解しやすい
- ☐ 曖昧さがなく、誤解されないように書かれている
- ☐ 患者の訴えが書かれ、訴えを放置していない
- ☐ 患者の性格や態度について、人格を侵害しない表現である
- ☐ 問題点にどう対応したかが記載できている
- ☐ 判断の根拠が書かれている
- ☐ 説明内容、患者とのやりとりが記載されている
- ☐ 速やかに経時的に記載できている
- ☐ 必要な部分のみがコピー＆ペーストされている

演習と解説
──実際に「模擬カルテ開示」を体験しよう

- **第10章** シナリオの使い方
- **第11章** さあ、やってみよう！
  - ❶ 末梢神経障害例
  - ❷ 帯状疱疹後神経痛例
  - ❸ 採血による末梢神経損傷例
  - ❹ 問題行動とされた例
  - ❺ 薬中止の説明不足が疑われる例
  - ❻ 中心静脈カテーテル（CVC）挿入時の気胸発症例
  - ❼ 内視鏡的逆行膵管造影術後に手術となった例
  - ❽ 腹部血管造影検査後の急変例
  - ❾ 経管栄養患者で発生した肺炎例
  - ❿ 転倒して骨折した例
  - ⓫ 夜間せん妄例
  - ⓬ 術後せん妄例
  - ⓭ ライン自己抜去例
  - ⓮ 転院についてのインフォームド・コンセント例
  - ⓯ 家族より「納得いかない」と言われた死亡例

第10章 シナリオの使い方

　第7章で「模擬カルテ開示」の方法を示しました。「模擬カルテ開示」、「ミニ模擬カルテ開示」に使用できるシナリオを準備しましたので、実際にやってみましょう*。
　「模擬カルテ開示」は3人もしくは6人のグループで、「ミニ模擬カルテ開示」は2人で行いますが、患者の立場で診療記録を見る体験は読者1人でも可能です。ここでは、デモンストレーション用のシナリオを用いて、読者が1人で行う場合の方法を示します。

概要　四肢のしびれで救急搬送された18歳男性。

```
15:58   S：アメフトの練習中、息苦しくなり、手足がしびれだ
        　 した。以前、入試の時にも同じ症状になったことが
        　 ある。
        O：意識清明、BT 36.7℃、BP 132/88、PR 95、
        　 SpO₂ 100%、RR 30、血液ガス分析：PH 7.562、
        　 PCO₂ 21.3、PO₂ 112.8
        P：しばらく休んで帰っていただくことにした。
                                              Dr. A
```

1）まず、患者の立場で記録を見て、疑問に思ったことや感じたことを、各シナリオに設けた記入スペースにメモします。
　（例）
　患者役からの質問1「頭のCTは検査してくれたのか」
　患者役からの質問2「病名は何か」

2）その後、体を動かすなどして休憩し、一旦患者役から降ります。

3）次に医療者の立場で、メモをした質問に答えましょう。記録はごく一部ですので、回答する時には状況のイメージを膨らませてフィクションで答えて結構です。
　記録に基づいて答えることはできますか？　何に気付きますか？
　（例）
　質問1への医療者役の回答　「神経学的な異常所見がなく、CTは必要ないと考えた」
　質問2への医療者役の回答　「本人にも説明したのですが、過換気症候群です」

---

*）紹介するシナリオは、特定の医療機関で実際に記載された記録そのものではありません。また、本書はカルテ開示できる診療記録の作成を目的としているのであって、シナリオに記録された医療行為の妥当性の評価は目的としていません。

4）質問に答えることができるために、どのように記録したら良いか考えて、自身でシナリオの記載を修正・追加してみましょう。また、よく書けていると思う部分は真似しましょう。自身の考えや気付いたことを記載するスペースを設けておきます。
（例）
病名は説明するだけではなく、記載しておかないといけないと思った。
書かれていないことについて質問されると、答えるのに困ると分かった。

5）解説を参考にして、さらに自由に記載改善例を作成してみましょう。

　このシナリオでデモンストレーションを行う場合は、患者側の役は父親もしくは母親、病院側の役は診察した医師（外来看護師長や救急認定看護師でもよい）で行ってみましょう。

　筆者が実際にデモンストレーションを行った際、患者役から多くなされた質問は、「神経学的な他の診察所見はどうだったのか」、「血液ガス以外の採血や頭部CTなど他の検査はどうだったのか」、「本人にどのように病状説明され、今後の注意点など指導してもらえたのか」などでした。これらの質問に回答できるように、以下の改善例を作成しました。このようにシナリオの記載を修正する過程が、上記4）と5）の部分です。

　なお、シナリオのPに書かれた「しばらく」は曖昧な表現であり、「いただく」という敬語は不要です。

　以下は、記載改善の一例です。改善した記載部分を青マーカーで示しました。

| 15:58 | S：アメフトの練習中、息苦しくなり、手足がしびれだした。以前、入試の時にも同じ症状になったことがある。頭痛、吐き気はない。
O：意識清明、BT 36.7℃、BP 132/88、PR 95、SpO₂ 100%、RR 30、血液ガス分析：PH 7.562、PCO₂ 21.3、PO₂ 112.8（room air）
四肢の運動・知覚に異常は認めない。Na 140、K 3.8、Cl 100、Ca 9
A：電解質異常認めず、血液ガス分析結果から、過換気症候群と考える。
口すぼめ呼吸にて症状改善し、神経学的にも異常を認めないので、頭部CT検査は必要ない。
P：1時間ベッド上安静。症状軽快すれば帰宅可とする。本人に、過換気症候群について説明。
　　　　　　　　　　　　　　　　　　　　　　Dr. A |

この記載改善例を読んで、「ここまで書かないといけないの」とか、「この部分はOでなくAでよいのではないのか」などの意見を持つかもしれません。そのためシナリオの解説には、筆者だけでなく、複数の医師・看護師・診療情報管理士からの意見を集約しました。記載をどのように改善するかは個人によって異なりますので、正解が一つというわけではありません。筆者が気付けなかった点に読者の皆さんが気付くこともあるでしょう。筆者が提示する記載改善例はあくまでも一例であると認識してください。第11章の演習では、必ず、まず自身で体験して学んでください‼

　また、「模擬カルテ開示」で大切なことは、記載改善を目指す前向きな姿勢ですので、シナリオ記載の良い点も見つけましょう。なお、SOAPのプロブレム（#）はシナリオの一部にのみ記載し、番号も付けていません。記載日の表記も必要最低限にしています。

コラム　「模擬カルテ開示」でのエピソード

　患者役になってみると、「ここにあるSとかOとかは何ですか？」とSOAPについての質問をしたくなるかもしれない。また、略語の一つ一つについて医療者役に説明を求めたくなり、患者・家族が診療記録の記載内容を理解することの難しさと、カルテ開示の口頭説明を求める気持ちが良く分かる。

　「模擬カルテ開示」では、参加者が俳優や女優になって楽しめる。役作りが上手だと、語調やジェスチャーなどだけでも笑いがとれる。いくつかのエピソードを紹介する。

●エピソード1：要注意人物

　P（計画）に「要注意観察」と記載した看護記録を用いてデモンストレーション中、患者役が「この要注意観察というのは、うちの父が要注意人物ということですか？」と質問して、会場は爆笑。これは「要注意観察」が曖昧な表現であることを教えるエピソードになった。今後24時間は3時間毎に訪室して新たな症状が出ないか観察することを意味するのであれば、「今後24時間は3時間毎訪室」と具体的に書くと、患者側には伝わる。

●エピソード2：柿のへた

　しゃっくりを止めるために、「柿のへた水」を薬剤部で調剤することがある。患者役から「これは何ですか？」と質問された医療者役が、実際には調剤した経験がないため「柿のへたを煮出して、、、」と、しどろもどろに説明。患者役も「本当ですか？！」と、苦笑しながら合いの手を入れる。そのやり取りが聞こえた隣のグループの観察者役が、もらい笑いして笑いの輪が広がった。自分のグループのロールプレイに集中するには、グループ同士はできるだけ距離をとって配置する方がいいかもしれない。

●エピソード3：厳しい現実

　グループフィードバックで、「模擬カルテ開示」に初めて参加した看護師が

「患者さんからの質問って、いつもこんなに厳しいんですか？」と発言した。横にいた看護師長が、すかさず「そうよ」と平然と返す。そのやり取りから、グループメンバーは色々な意味での現実を知って笑った。

第10章 シナリオの使い方

第11章 さあ、やってみよう！

まずシナリオを掲載しますので、第10章で説明したやり方で体験しましょう。この章では、見開きページの左側に示すシナリオを読み、右側のページに示す演習の手順に従ってスペースに記入してください。次の見開きの左側に解説を、右側に記載改善例を示します。

1 末梢神経障害例

概要 末梢神経障害で緊急入院した48歳女性。

（看護記録）

9/22	#神経痛	
7:00	S：全身が痛くて、ロキソニンもらえますか。 O：BP 146/95、頸部から体幹四肢にかけてしびれあり。 　　疼痛自制不可のためロキソニン、ムコスタ各1錠与薬。 A：朝食を摂取できるように早めに鎮痛剤を内服。 P：痛みに対して不安強く、鎮痛剤使用計画を追加する。 　　　　　　　　　　　　　　　　　　　　　　Ns. A	*1
13:00	S：触られると痛い。昨日から変わっていない。なんでこんなことになるのかしら。治らなかったら、、、どうしよう。 O：ベッドをギャッジアップするだけでも苦痛症状あり。 A：症状悪化の早期発見に努める。 P：計画追加し、続行。 　　　　　　　　　　　　　　　　　　　　　　Ns. B	*2

1）まず、患者・家族の立場で記録を見て、看護師のケアについてどう思いましたか？
　　疑問点や質問したいことをメモしましょう。

2）一旦、役から完全に降ります。次に、先ほどメモした点について患者側から質問された看護師の立場で、答えてみましょう。気付いたことをメモしましょう。

3）どのように記載を改善すると良いでしょう。

第11章 さあ、やってみよう！

末梢神経障害例の解説

*1
- 「しびれ」は自覚的なものなのでSに記載し、Oに皮膚触覚低下など観察所見を記載する。Oには、Numeric Rating Scale（NRS）やフェイススケールなどのペインスケールを活用して痛みの推移を明記すると、情報を共有できる。
- 「疼痛自制不可」は記載者の判断（A）、「指示によりロキソニン、ムコスタ各1錠与薬」はOではなくPに記載する方が良い。ロキソニン、ムコスタはともに剤型が1種類なので、「1錠」の表記だけでも足りる。
- Pの「痛みに対して不安強く」はAに記載する内容である。
- Aに記載した内容をPとして記載すると、患者の不安に対する看護計画、追加される「鎮痛剤使用計画」の内容となりうる。計画立案に対しては、実施と結果を記録することを忘れないようにする。

*1と*2の間
- 7:00と13:00の間で、鎮痛剤の効果評価を含む経過観察記録が必要。

*2
- Sの「、、、」は、「（間をおいて）」とか「（しばらく無言）」などの表現が適切。
- Aに記載された内容はPに記載する内容であるが、具体性がない。Aには、精神的ケアや症状緩和方法などについて記載すると良い。
- Pの「計画」は何に対するどのような計画を続行するのか不明。このPの表記は事務的で患者の状態を改善しようとする意向に乏しい印象を受ける可能性がある。

●解説を参考にして、記載を改善しましょう。

〈記載改善の一例〉　青マーカー部が修正部分

9/22	#神経痛	
7:00	S：全身が痛くて、しびれもある。ロキソニンもらえますか。 O：BP 146/95。NRS 10/10。 　　頸部から体幹四肢にかけて皮膚触覚が低下。 A：疼痛自制不可。痛みに対して不安が強い。 P：ロキソニン、ムコスタ各1錠与薬し、効果を見る。 　　朝食を摂取できるように早めに鎮痛剤を内服することを、鎮痛剤使用計画に追加する。 　　　　　　　　　　　　　　　　　　　Ns. A	*1
8:00	S：痛みは少しましになった。しびれは変わらない。 O：NRS 2/10。 A：鎮痛剤内服で鎮痛効果はあるが、しびれの改善はない。 P：どの程度のNRSで鎮痛剤を内服するか本人と相談する。 　　　　　　　　　　　　　　　　　　　Ns. A	
13:00	S：触られると痛い。昨日から変わっていない。なんでこんなことになるのかしら。治らなかったら（しばらく無言）どうしよう。 O：ベッドをギャッジアップするだけでも苦痛症状あり。NRS 8/10。 A：午前に投与した鎮痛剤の効果は約6時間持続した。治療効果などに対する本人の不安を軽減する援助が必要。 P：思いを傾聴する時間をとる。楽な体位を探す。 　　本人と相談した結果、NRS 8/10になれば鎮痛剤を内服していく。 　　しびれも含めた治療方針を主治医に確認する。 　　　　　　　　　　　　　　　　　　　Ns. B	*2

第11章　さあ、やってみよう！

2 帯状疱疹後神経痛例

 腹部の帯状疱疹後神経痛の疼痛コントロール目的で入院した85歳男性。

（看護記録）

7:30	S：おなかの部分が痛くて、食べる気にならない。 O：BT 36.6℃、BP130/89。朝食摂取せず。 　　　　　　　　　　　　　　　　　　Ns. A	*1
10:30	S：昼はトイレに一人で歩いて行きたい。夜は尿器でする。 O：1時間ごとに点滴台を押してトイレ歩行する姿あり。ナースコールを押さず、必要を説明するも、上記発言ある。歩行時ふらつきなし。 A：点滴中のため、転倒リスク高い。 P：頻回に訪室し、適宜声かけしていく。 　　　　　　　　　　　　　　　　　　Ns. B	*2
14:00	S：「痛み止めが届くのが遅い」と怒り、バイタルサイン測定拒否。 O：昼食全量摂取。嘔気・嘔吐なし。 A：食事量にムラがある。 P：食事摂取量に注意して経過観察。 　　　　　　　　　　　　　　　　　　Ns. B	*3

1) 患者・家族の立場で記録を見た時、どのように感じましたか？
   感じたことや、疑問点、質問したいことをメモしましょう。

2) 患者役から降りて、気分転換しましょう。
   メモした質問に、看護師の立場で答えてみましょう。答えることができますか？

3) 答えることができるように、記載を改善してみましょう。

第11章 さあ、やってみよう！

帯状疱疹後神経痛例の解説

*1
- OにSに対する腹部の観察記録がない。
- AとPがないので、痛みや食事摂取しなかったことに対応せず、放置していることになる。

*2
- トイレ歩行が「1時間ごと」と頻度が客観的に記載されているのが良い。
- 「頻回」、「適宜」が曖昧な表現である。「○時と○時に一緒に行きましょうと声掛けする」などと記載すると良い。また、点滴台の高さや歩行の障害となる環境がないかチェックすることや、離床センサー設置の検討など、転倒防止対策がPに追加されるともっと良い。

*3
- Sに発言内容をそのまま書けているのが良いが、「怒り」という表現は不適切。「拒否」という表現も避ける。
- Aの「食事量」は痛みの程度と関係しているのか、Oに根拠が必要。
内服薬が適切に手元に届くためのPは？

●解説を参考にして、記載を改善しましょう。

〈記載改善の一例〉 青マーカー部が修正部分

7:30	S：おなかの部分が痛くて、食べる気にならない。 O：BT 36.6℃、BP 130/89。腹部の帯状疱疹の皮疹は痂皮となっている。 　　朝食摂取せず。フェイススケール4/5。 A：皮疹は治りつつある。食事摂取のためにも痛みのコントロール必要。 P：痛み止め内服について主治医に相談する。 　　　　　　　　　　　　　　　　　　　　　Ns. A	*1
10:00	主治医より、疼痛時1日4回まで鎮痛剤内服可の指示有り。 　　　　　　　　　　　　　　　　　　　　　Ns. B	
10:30	S：昼はトイレに一人で歩いて行きたい。夜は尿器でする。 O：ナースコールをせずに、1時間ごとに点滴台を押してトイレ歩行する姿あり。看護師同行が必要な理由を説明するも、上記発言ある。歩行時ふらつきなし。フェイススケール1/5。 A：点滴中のため、転倒リスク高い。 P：1時間ごとに訪室し、トイレに一緒に行きましょうと声かけしていく。 　　転倒防止のため、カンファレンスで離床センサーの設置も検討する。 　　　　　　　　　　　　　　　　　　　　　Ns. B	*2
14:00	S：「痛み止めが届くのが遅い」と大きな声で言い、バイタルサイン測定に同意が得られなかった。 O：昼食全量摂取。嘔気・嘔吐なし。フェイススケール2/5。 A：食事量にムラがある。痛みが軽減されている時は食事摂取ができるようである。 P：痛み止め薬の食前定期内服について、本人と相談して決定する。 　　食事摂取量に注意して経過観察。 　　　　　　　　　　　　　　　　　　　　　Ns. B	*3

第11章 さあ、やってみよう！

3 採血による末梢神経損傷例

概要 入院中の採血でしびれを発症した48歳男性。

（医師・看護記録）

9:30	S：今朝の採血の後から右手にしびれがある。 O：右正中静脈周辺を触れると、右手首橈骨側部分に「ピリピリ感じる」と発言有り。 P：採血担当看護師に状況を確認する。 　　　　　　　　　　　　　　　　　看護師長 A	＊1
10:00	採血した看護師 B に電話で聞き取り。 6:30に採血。正中皮静脈に採血針挿入時「痛い」と訴えがあったが、血管に入っていたので採血した。その時しびれの訴えはなかったとのこと。主治医 C に報告。 　　　　　　　　　　　　　　　　　看護師長 A	＊2
10:30	S：針を刺されたところをさするとピリピリする。右手の曲げ伸ばし時にもある。 O：穿刺部の圧痛、皮下出血、腫脹なし。右手指の運動・知覚障害を認めない。 A：採血時に症状がなくても、後から末梢神経損傷の症状が出ることもある。採血時の末梢皮神経損傷と考える。 P：ピリドキサール錠毎食後内服で経過を観察。症状は通常、時間とともに改善することと、ビタミン剤で治療することを説明。 　　　　　　　　　　　　　　　　　Dr. C	＊3

1）患者・家族の立場で記録を見て、疑問点や質問したいことをメモしましょう。

2）役から完全に降り、メモした点について患者側から質問された医師・看護師それぞれの立場で答えます。何に気付きましたか？

3）記載をどのように修正すると良いでしょう？

採血による末梢神経損傷例の解説

*1
- しびれの訴えは、痛み、麻痺、感覚低下など多様な意味があるので、まず、しびれの性質や場所などを同定することが必要。
- A がない。

*2
- 聞き取りした内容であることが明記されているのが良い。
- 血管を穿刺したのは何回か、針先で血管を探らなかったか、「痛い」と言った時に針を止めたか、痛い場所はどこだったかなど、もっと詳細な情報を採血担当看護師に確認する必要がある。通常と違う痛みの場合は、直ぐに針を抜かなければならない。

*3
- SOAP を一貫した流れで記載できている。
- A の「末梢皮神経損傷」は断定できないので、「末梢皮神経損傷疑い」と記載した方が良い。

●解説を参考にして、記載を改善しましょう。

〈記載改善の一例〉 青マーカー部が修正部分

9:30	S：今朝の採血の後から右手にしびれがある。 O：右正中静脈周辺を触れると、右手首橈骨側部分に「ピリピリ感じる」と発言有り。しびれを訴える部分の皮膚触覚に左右差はない。採血場所は穿刺痕のみで、圧痛、皮下出血を認めない。 A：症状が採血と関係するのか、採血時の状況確認が必要。 P：採血担当看護師に状況を確認する。 　　　　　　　　　　　　　　　　　　　　　　看護師長 A	*1
10:00	採血した看護師 B に電話で聞き取り。 6:30に採血。正中皮静脈に採血針挿入時「痛い」と訴えがあったので針先を少し戻したが、針先で血管を探ってはいない。採血回数は1回で、血管に入っていたので採血した。その時しびれの訴えはなかったとのこと。主治医 C に報告。 　　　　　　　　　　　　　　　　　　　　　　看護師長 A	*2
10:30	S：針を刺されたところをさするとピリピリする。右手の曲げ伸ばし時にもある。 O：穿刺部の圧痛、皮下出血、腫脹なし。右手指の運動・知覚障害を認めない。 A：採血時に症状がなくても、後から末梢神経損傷の症状が出ることもある。採血時の末梢皮神経損傷を疑う。 P：ピリドキサール錠毎食後内服で経過を観察。症状は通常、時間とともに改善することと、ビタミン剤で治療することを説明。 　　　　　　　　　　　　　　　　　　　　　　　　Dr. C	*3

第11章 さあ、やってみよう！

4　問題行動とされた例

概要　大腸癌術後、術後安静が守れない65歳男性。不眠症の既往あり。トイレ歩行可・病棟外への移動は車椅子という術後安静が指示されていた。

（医師・看護記録）

19:00	#問題行動 病棟で術後安静の指示が守れず、院内コンビニに歩いて行こうとする。 病棟看護師が注意しても聞いてもらえない。主治医Bに報告。 Ns. A	*1
19:10	持参した睡眠薬が院内採用にないため同効薬に変更された不満を、強い口調でクレームをつける。院内の指示・指導が守れないのであれば、強制退院もありうることを説明した。 Dr. B	*2
19:30	S：甘いものがないと落ち着かず、眠れない。保証人に連絡してくる。 O：BP 120/80、PR 80、BT 37.0℃ Ns. A	*3
20:00	S：保証人より、早期退院となると生活保護申請上困ると電話あり。 O：状況を保証人に説明して、納得頂いた。 　　本人に、再度指示・指導を守るように伝え、妹の方にも経緯を電話で説明した。 A：本人は規則を守ると発言するが、守らない可能性あり。 P：外出、外泊可能か検討する。 Dr. B	*4

1）まず、患者・家族の立場で記録を見て、どんな感じがしましたか？感じたことや疑問点をメモしましょう。

2）役から完全に降りてから、メモした点について患者側から質問された医療者の立場で答えてみましょう。

3）どう記録を修正すると良いと思いますか？

問題行動とされた例の解説

*1
- ＃の「問題行動」という表現は適切か？ 「術後安静」、「不眠」などを＃に記載すると良い。
- 術後の状態はどうであったか？
- 看護師は、術後安静の必要性などについて説明したのか？書いてないと説明していないことになる。
- 「聞いてもらえない」と書くのではなく、「病棟看護師が注意してもそのまま部屋を出て行く」など、事実を書くと良い。

*2
- 「クレームをつける」ではなく、クレームの発言内容をそのまま記載して、「話す」とか「訴えた」とする。
- 「指示・指導」の表現は医療者が上にある印象を与えかねないので、「規則」あるいは「安静度」などとする方が良い。

*3
- 看護師は、医師の説明に患者がどのように反応したかも含め、ＡとＰを記載して、看護師としての関り（傾聴など）をすることが望まれる。

*4
- Ｏにある敬語は不要で、「納得頂いた」は「納得を得た」、「妹の方」は「妹」で良い。
- 患者の「規則を守る」という発言はＡに記載されているが、患者の様子は書かれていない。倫理上の視点から、「守らない可能性あり」と記載するのであれば、根拠になる本人の表情や言動を記載すべきである。
- Ｐの記載内容は、現在の病状では時期尚早と考えられる。どのような状態になれば外泊等を検討するのか、具体的な記載が必要である。

※このシナリオでは、「聞いてない」と後で言われてトラブルになるのを避けるために、保証人・本人・妹のそれぞれに説明した内容と相手の反応を、分けて記載しておくことが大切である。電話でのインフォームド・コンセントで、夜間でもあることから、詳細な記録を残すのは難しいと考えられるが、最低限の内容は記載しておく必要がある。

●解説を参考にして、記載を改善しましょう。

〈記載改善の一例〉 青マーカー部が修正部分

19:00	#術後安静 病棟で術後安静の指示が守れず、院内コンビニに歩いて行こうとする。 まだドレーンが入っているので、コンビニから一人で帰って来られない可能性もあると注意しても、そのまま部屋を出て行く。 主治医Bに報告。 <div style="text-align:right">Ns. A</div>	*1
19:10	持参した睡眠薬が院内採用にないため同効薬に変更された不満を、強い口調で話した。手術後の安静が守れないのであれば、強制退院もありうることを説明した。 <div style="text-align:right">Dr. B</div>	*2
19:30	S：甘いものがないと落ち着かず、眠れない。保証人に連絡してくる。 O：BP 120/80、PR 80、BT 37.0℃ A：睡眠薬への不満だけではなく、甘いものへの要求もあるようだ。 P：どうしてもコンビニに行く時は、車椅子使用。 <div style="text-align:right">Ns. A</div>	*3
20:00	S：保証人より、早期退院となると生活保護申請上困ると電話あり。 O：状況と術後安静が守れない場合は強制退院もあり得ることを、保証人に説明して、納得を得た。 　　本人に再度安静度を守るように伝えたところ、うつむいたまま安静度を守ることに同意した。 　　妹にも経緯と術後安静の必要性、強制退院の可能性について電話で、説明し、了解を得た。 A：本人は規則を守ると発言するが、守らない可能性あり。 P：ドレーン排液状態、食事摂取量、排便状態を考慮して、可能な限り早期に外出、外泊を検討する。 <div style="text-align:right">Dr. B</div>	*4

第11章 さあ、やってみよう！

5 薬中止の説明不足が疑われる例

冠動脈疾患のため抗血栓薬を2種類内服中の45歳男性。大腸ポリープ切除目的で入院したが、薬内服未中止のため実施できず、再入院が必要となった。

（医師・看護記録）

3/12	（外来記録）	
11:09	3月22日に大腸ポリープ切除目的で入院。 Dr. A	＊1
11:30	入院説明すみ クラークB	＊2
3/22	（入院記録）	
10:52	S：昨日は検査食を食べることができず、水だけ飲んでいました。どうもないです。 O：ADL自立。腹部症状なし。気分不良時は知らせるように説明。 P：パスに沿って介入。 Ns. C	＊3
15:50	S：バイアスピリンを飲まないようにしか、言われていません。 O：内服確認するとバイアスピリンを中止して、プラビックス内服は継続していた。主治医に報告したところ、切除術中止、退院となる。 Ns. C	＊4
16:30	退院指導 4月8日に再入院のため、バイアスピリンは休薬せず、プラビックスを4月1日から中止するように説明。下剤の服用方法と検査食の説明し、「分かりました」と発言あり。 Ns. C	＊5

1）患者・家族の立場で記録を見て、なぜ薬内服が中止されなかったのか分かりましたか？疑問点や質問したいことをメモしましょう。

2）役から完全に降り、メモした点について医療者の立場で答えてみましょう。何に気付きましたか？

3）あなたなら、記載のどの部分をどのように修正しますか？

薬中止の説明不足が疑われる例の解説

*1
- 切除術についての説明に別紙を用いたか？誰に説明したか？質問の有無は？
- 内服中止について医師は説明したか？
- 患者の説明に対する反応も記載されていないので、医療者がきちんと内服中止を説明した証拠がない。

*2
- パスなど説明用紙を用いた入院説明か？内服中止についての具体的な説明はしたか？

*3
- 「気分不良時は知らせるように説明」はP。どのような方法で気分不良を知らせるのか？
- この入院時の時点で、内服について確認したかどうか記載されていないと、確認していないことになる。

*4
- Oの「主治医に報告したところ、切除術中止、退院となる」の部分は、「P：主治医指示により切除術中止し、パス終了」と書いた方が良い。
- Aがない。

*5
- 退院指導の記載だけで足りるのか？医師からの説明はなかったのか？
- 患者の受け止め方はどうだったか（例えば、「今回の入院費用はどうなるのか」などの発言はなかったのか）？

※再入院が必要となった原因調査を行う際に、外来での説明記録が非常に重要となる。なお、当然のことながら入院時に服薬状況の確認をするべきで、入院早期に休薬できていないことが判明して即パス終了となったのであれば、入院費用の支払いが不要となる場合もある。

※休薬について、説明時に分かったという反応があっても、確実に休薬できるかは患者の記憶力なども関係するので、難しい問題である。説明用紙に薬剤名だけでなく外観の写真を印刷する、患者の薬手帳にしるしをつけるなどの工夫も求められる。

●**解説を参考にして、記載を改善しましょう。**

〈記載改善の一例〉 青マーカー部が修正部分

3/12	（外来記録）	
11:09	3月22日に大腸ポリープ切除目的で入院。ポリープ切除術について、別紙で説明。前処置として、現在服薬中のプラビックスを休薬するよう伝えた。 Dr. A	＊1
11:30	ポリープ切除術のパス、休止薬の説明書を用いて、入院説明すみ。 クラーク B	＊2
3/22	（入院記録）	
10:52	S：昨日は検査食を食べることができず、水だけ飲んでいました。どうもないです。 O：ADL 自立。腹部症状なし。 P：パスに沿って介入。気分不良時はナースコールで知らせるように説明。 Ns. C	＊3
15:50	S：バイアスピリンを飲まないようにしか、言われていません。 O：内服確認するとバイアスピリンのみ中止して、プラビックス内服は継続していた。 A：バイアスピリンのみの休薬で切除術実施可能かどうか、主治医 D に確認が必要。 P：主治医指示により切除術中止し、パス終了。 Ns. C	＊4
16:00	休薬が不十分なため切除術を中止することと、改めて4月8日に再入院してポリープを切除することを説明し、了解を得た。 Dr. D	
16:30	退院指導 4月8日に再入院のため、バイアスピリンは休薬せず、プラビックスは4月1日から中止するように説明。下剤の服用方法と検査食の説明し、「分かりました」と発言あり。今回の入院費用支払いの要否について質問があり、昼食もとっているので支払いが必要であることを説明した。 Ns. C	＊5

第11章 さあ、やってみよう！

6 中心静脈カテーテル（CVC）挿入時の気胸発症例

概要 胃癌による胃全摘出術後に再発した70歳男性。外来化学療法を受けていたが、食欲が低下して中心静脈栄養導入目的で入院。中心静脈カテーテル挿入時に気胸を発症した。CVC挿入の医師説明記録は別に存在し、患者の同意を得ている。

（医師・看護記録）

10/1		
14:00	主治医Bにて右鎖骨下静脈に12GのCVCを挿入。　　　　　　　　　　　　　　　　　　Ns. A	*1
15:00	S：咳が出ます。 O：胸部XPで右気胸。SpO$_2$ 97%。RR20　　Dr. B	*2
15:30	Dr. Bにてトロッカー16Fr挿入。-15cmH$_2$O持続吸引。SpO$_2$ 96%、咳あり。呼吸困難感なし。　　Ns. A	*3
15:30	右第5肋間より18Frトロッカー　約20cm挿入。　　　　　　　　　　　　　　　　　　　　　Dr. B	*4
16:30	胸部XPにてトロッカー位置確認（スケッチ有り）。　　　　　　　　　　　　　　　　　　　Dr. B	*5
19:00	#右気胸 S：いつも以上に食欲がない。しんどい。咳は出ない。 O：BT 37.1℃、PR 62、BP 103/57、SpO$_2$ 97%。エアリークなし。 　皮下気腫なし。ドレーンより少量血性排液あり。倦怠表情ある。　　　　　　　　Ns. C	*6
10/2		
1:00	S：ドレーンの入っているところが痛いです。痛み止めをください。 P：指示により、ロブ1錠与薬する。　　Ns. C	*7
3:00	S：痛み止めで痛みはましになりましたよ。 O：BT 36.2℃、ドレーンのエアリークなし。ルームエアSpO$_2$ 97%。皮下気腫ない。　　Ns. C	*8

1）患者・家族の立場で記録を見てみましょう。気胸を発症した状況と対応について分かりましたか？疑問点や質問したいことをメモしましょう。

2）役から降りて、メモした点について患者側から質問された医療者の立場で答えましょう。何に気付きましたか？

3）どう書けば良いと思いますか？記載してみましょう。

第11章 さあ、やってみよう！

中心静脈カテーテル挿入時の気胸発生例の解説

＊1
- CVC挿入の医師記録がない。

＊2
- Oに胸部聴診所見がない。CVCの位置についての記載もない。
- 気胸発症についてAとPがなく、本人・家族への治療方針の説明記録もない。

＊3と＊4
- トロッカー挿入について患者の同意は必須であり、記載がないと同意なしとみなされる。
- 看護記録と医師記録で、トロッカーサイズの不一致がある。18Frが正しかった。
- 記載の不一致は、裁判でも問題になる点なので注意すること。

＊5
- スケッチがあるのは良いが、本人・家族にXPの結果を説明したか記載されていない。

＊6
- 「食欲がない、しんどい」という問題点の記載で止まっており、それにどう対応したのか看護記録にAとPがない。

＊7
- ドレーンの穿刺部確認など観察記録がOになく、観察していないとみなされる。

＊8
- 呼吸数は改善したのか？＊6と同様にSとOが繰り返される看護記録になっており、同じ観察項目の繰り返しには、「ドレーンの状況には変化なし」などの記載で足りる。

●解説を参考にして、記載を改善しましょう。

〈記載改善の一例〉　青マーカー部が修正部分。＊2以降を抜粋。

15:00	S：咳が出ます。 O：14:00に挿入したCVCの先端位置に問題はないが、胸部XPで右気胸を認めた。呼吸音は右側で減弱。SpO₂ 97%。RR 20 A：CVCは適切に挿入できている。気胸はCVC挿入の合併症。 P：トロッカーを挿入して治療することを本人に説明。→ 同意を得た。　　　　　　　　　　　　Dr. B	＊2
15:30	Dr. Bにてトロッカー18Fr挿入。-15cmH2O持続吸引。SpO₂ 96%、咳あり。呼吸困難感なし。　　　　Ns. A	＊3
15:30	右第5肋間より18Frトロッカー　約20cm挿入。Dr. B	＊4
16:30	胸部XPにてトロッカー位置確認（スケッチ有り）。XPを本人に供覧して、肺が膨らんだことを本人に説明した。　　　　　　　　　　　　　　　　　　Dr. B	＊5
19:00	#右気胸 S：いつも以上に食欲がない。しんどい。咳は出ない。 O：BT 37.1℃、PR 62、BP 103/57、SpO₂ 97%。エアリークなし。 　　皮下気腫なし。ドレーンより10mlの血性排液あり。倦怠表情ある。 A：ドレーンの状態に問題なく、トロッカー挿入に伴った出血と考える。 P：CVCで栄養が取れることと口から食べることもできることを説明。　　　　　　　　　Ns.C	＊6
1:00	S：ドレーンの入っているところが痛いです。痛み止めをください。 O：ドレーン穿刺部の発赤なし。ドレーンの呼吸性移動あり。 A：トロッカーの呼吸移動に伴う痛みが考えられる。 P：指示により、ロブ1錠与薬する。　　　　Ns. C	＊7
3:00	S：痛み止めで痛みはましになりましたよ。 O：BT 36.2℃、RR 12、ルームエア SpO₂ 97%。皮下気腫ない。 　　ドレーンの状況には変化なし A：ロブの鎮痛効果あり。 P：経過観察　　　　　　　　　　　　　Ns. C	＊8

第11章　さあ、やってみよう！

7 内視鏡的逆行膵管造影術後に手術となった例

概要 膵腫瘍の精査のため入院。検査中の膵管損傷のため、手術が必要となった70歳男性。

（医師・看護記録）

8/5 11:30	（外来記録）#膵嚢胞性腫瘍 左側腹部痛の原因精査で行った腹部超音波検査で膵体部嚢胞性腫瘍を指摘された。腹部CTでは体部に20mmの嚢胞、尾部主膵管拡張を認め、内視鏡的逆行膵管造影術およびブラシ細胞診のため入院を申し込む。　　Dr. A	*1
8/8 12:00	（入院記録）#膵嚢胞性腫瘍 膵体部主膵管狭窄部の精査途中に、膵臓外への造影剤漏出を認めた。 検査直後の腹部CTでは、腹腔内に造影剤の漏れ有り。外科医Bに相談したところ、「膵液が漏れ続けている状態で、保存的経過観察では良くならない可能性が非常に高い。緊急手術の適応である」とのこと。　　Dr. A	*2
12:20	本人、妻に病状説明。 本日膵嚢胞性腫瘍の精査のため狭窄部付近を検査中に、造影剤の腹腔内への漏れを認めた。ドレナージを試みたが、膵管への管の挿入は困難で、検査を終了した。現在膵液が漏れ続けている状態で、内科治療では良くならない可能性が非常に高い。 確定診断はできていないが、画像上は膵管内乳頭粘液性腫瘍と考えられ、いずれ手術は必要と考えていた。外科の先生に相談したら、時間がたつとさらに状況が悪くなる可能性があり、できるだけ早く手術をした方が良いということになった。 → Dr. Bに手術についてのICを依頼。本日、緊急手術。 　　Dr. A	*3
12:50	12:20より、本人・配偶者にDr. A、Dr. B、麻酔医Cからの説明に同席。 説明内容 Dr. A：今日の検査状況、結果と手術の必要性について（医師記録参照） Dr. B：手術の必要性とリスク、輸血の説明と同意 Dr. C：麻酔の説明とリスク、同意 説明時の反応 本人はうなずきながら落ち着いて聞いていた。「びっくりしていて分からないことが分かりません」と発言。Ns. D	*4

1）患者・家族の立場で記録を見、疑問点や質問したいことをメモしましょう。

2）役から完全に降りてから、メモした点について医療者の立場で答えてみましょう。

3）真似したい記載、改善した方が良い部分はどこですか？

第11章 さあ、やってみよう！

内視鏡的逆行膵管造影術後に手術となった例の解説

*1
- 合併症の発生率など検査についての説明内容、患者の理解と同意の記録が必要。別紙を用いた場合は、「別紙を用いて説明した」と記載すると良い。鑑別診断があるともっと良い。

*2
- 造影剤漏出に至った操作内容と処置について詳細な記載をしておくことが望まれる。

*3
- 患者にも分かりやすく、説明した内容が記載されている。同席者、説明時間、患者の反応、質問の有無が記載されていると、もっと良い。
- 「膵管損傷」の文言がなく「いずれ手術は必要と考えていた」という記載は、患者側から見ると膵液漏を正当化しているように受け取られる可能性があるので、「手術適応の話をする予定であった」の方が良い。

*4
- 最低限の内容が簡潔に記載されており、「医師記録参照」と明記していること、患者の発言の記載があるのが良い。この発言に看護師としてどう対応したかが記載されると、もっと良い。
- 「何が分からないのか分からない」場合には、「手術が必要なことは分かりましたか」など、具体的に問いかけて理解を促そう。配偶者の反応はどうだったのだろうか？
- 外科医 B、麻酔医 C の説明記録も存在することを期待する。

● 解説を参考にして、記載を改善しましょう。

〈記載改善の一例〉 青マーカー部が修正部分

11:30	左側腹部痛の原因精査で行った腹部超音波検査で膵体部嚢胞性腫瘍を指摘された。腹部CTでは体部に20mmの嚢胞、尾部主膵管拡張を認め、内視鏡的逆行膵管造影およびブラシ細胞診のため入院を申し込む。検査については別紙を用いて説明し、本人から質問はなかった。　　　　　　　　　　　　　　　　　　　　Dr. A	＊1
12:00	ブラシ細胞診のため、膵体部主膵管狭窄部より奥にガイドワイヤを挿入する作業中に、膵臓外への造影剤漏出を認めた。 検査直後の腹部CTでは、腹腔内に造影剤の漏れ有り。外科医Bに相談したところ、「膵液が漏れ続けている状態で、保存的経過観察では良くならない可能性が非常に高い。緊急手術の適応である」とのこと。　　Dr. A	＊2
12:20	本人、妻に病状説明 (「本日」以下「高い」までの記載は修正なく中略) 確定診断はできていないが、画像上は膵管内乳頭粘液性腫瘍と考えられ、いずれ手術適応の話をする予定であった。外科の先生に相談したら、時間がたつとさらに状況が悪くなる可能性があり、できるだけ早く手術をした方が良いということになった。 →　Dr. Bに手術についてのICを依頼。本日、緊急手術。 　　　　　　　　　　　　　　　　　　　　　　　　Dr. A	＊3
12:50	12:20より、本人・配偶者にDr. A、Dr. B、麻酔医Cからの説明に同席。 説明内容 Dr. A：今日の検査状況、結果と手術の必要性について(医師記録参照) Dr. B：手術の必要性とリスク、輸血の説明と同意 Dr. C：麻酔の説明とリスク、同意 説明時の反応 本人はうなずきながら落ち着いて聞いていた。「びっくりしていて分からないことが分かりません」と発言。手術の必要性についての理解はあり、看護師として入院生活を援助していくことを伝えた。配偶者は「手術が早くなっただけだと受け止めるようにします」と言った。　Ns. D	＊4

第11章 さあ、やってみよう！

8 腹部血管造影検査後の急変例

概要　慢性気管支炎と糖尿病治療中に肝臓癌と診断されて入院した70歳女性。同意を得て実施した腹部血管造影検査後に、病状が悪化した。

（医師・看護記録）

8/21	#腹部血管造影検査	
13:30	前処置施行し、ストレッチャーにて血管造影室搬入。以後血管造影パス記録参照。　　　　　　　　　　Ns. A	＊1
15:00	血管造影検査より帰室時、意識レベル低下、呼吸困難なし。SpO_2 低下。 右肺雑音聴取、努力様呼吸あり。　　　　　　Ns. A	＊2
16:30	A：血管造影検査結果からは、肝臓癌切除可能と考える。 P：明日のカンファレンスで治療方針決定。　　Dr. B	＊3
17:20	S：おなかの痛みはいくらか良い。 O：BP 111/56、PR 54、SpO_2 97％、BS 56。冷汗ない。上記返答あるも、かなりぼーっとした印象あり。ブドウ糖50％2A 静注施行。 　　15分後 BS 234に上昇。腹痛はそれほどないよう。 　　　　　　　　　　　　　　　　　　　　Ns. A	＊4 ＊5
18:00	S：痛みは良くなってきたよ。 O：顔面蒼白、四肢冷感、口唇と指先にチアノーゼ。呼びかけに上記返答あり。腹部膨満あり、腹壁が硬い。PR 78、SpO_2 89％。　　　　　　　　　Ns. C	＊6
18:10	O：呼びかけに反応なし。刺激に開眼後すぐ閉じる。 P：医師に報告。急変記録に移行する。　　　Ns. C	＊7

1) 遺族の立場で記録を見て、急変した状況を理解できましたか？疑問点や質問したいことをメモしましょう。

2) 役から完全に降りて休憩後、メモした点について遺族に質問された医療者の立場で答えてみましょう。何に気付きましたか？

3) 記録をどのように修正すると良いと思いますか？

腹部血管造影検査後の急変例の解説

＊1
- パス記録の存在が記載されているのは良い。

＊2
- 「意識レベル低下、呼吸困難なし」という表現は、意識レベル低下と呼吸困難が両方ない状態か、意識レベルは低下しているが呼吸困難はない状態なのか分からない。
- 「呼吸困難なし」と「努力様呼吸あり」の記載が同時に存在するのは矛盾している。呼吸数はいくらか？「SpO_2 低下」ではなく具体的な値と病状への対応記録が必要。

＊3
- SとOがないので、この時に診察をしていないと受けとられうる。診察記録があれば、急変前、何時まで問題なく経過していたかが分かる。

＊2と＊4の間
- 15:00から17:20までの看護師の観察記録がない。何時間ごとに訪室していたなど実践記録が別にあれば、結果回避注意義務を果たしていたと説明するのに役立つ。

＊4
- O「ぼーっとした印象」とせず、意識レベルをJCSや、呼びかけへの反応などで記載する。
- Aを「低血糖症状の可能性」とし、Pにブドウ糖投与を記載すると、一貫した記録になる。

＊5
- 15分後ではなく、血糖測定した時間を記載する。その時の意識レベルは？
- 「腹痛はそれほどないよう」は推測なのでA。腹痛の程度を客観的・具体的に記載する。

＊6
- 血圧はどうであったか。血糖の値は？

＊7
- 「刺激」とはどんな刺激か。「急変記録に移行する」と明記しているのは良い。

※すぐに原因が判明しない急変例では特に、それまでの状態についての適切な記録があると、説明が容易で相手に納得もしてもらいやすい。事実を客観的にこまめに記録することが重要である。

●解説を参考にして、記載を改善しましょう。

〈記載改善の一例〉 青マーカー部が修正部分

13:30	前処置施行し、ストレッチャーにて血管造影室搬入。以後血管造影パス記録参照。　　　　　　　　　　　Ns. A	＊1
15:00	S：息苦しくはない。 O：血管造影検査より帰室時、呼吸困難の有無を尋ねたところ上記返答があったが、努力様呼吸あり。意識レベル JCS 0、SpO_2 91％、RR 18、右肺雑音聴取。痰喀出後 SpO_2 96％に上昇し、努力様呼吸と肺雑音は消失。 A：痰貯留による一時的な SpO_2 低下と思われる。 P：痰を喀出できるように体位を調整する。呼吸音の変化に注意。1時間ごと、体温表に記録。　　　Ns. A	＊2
16:30	S：入院前からおなかは痛かった。 O：腹部に手拳大の腫瘤触知、圧痛認める。腹膜刺激所見はない。 A：血管造影検査結果からは、肝臓癌切除可能と考える。 P：明日のカンファレンスで治療方針決定。　　　Dr. B	＊3
17:20	S：おなかの痛みはいくらか良い。 O：BP111/56、PR54、SpO_2 97％、BS56。冷汗ない。上記返答あるも、意識レベル JCS1。痛みの程度は NRS 5/10。 A：意識が清明でないのは、低血糖症状による可能性がある。 P：ブドウ糖50％2A 静注施行。　　　　　　　Ns. A	＊4
17:35	BS 234に上昇。意識レベル JCS 0。腹痛は NRS 3/10。 　　　　　　　　　　　　　　　　　　　　　　　Ns. A	＊5
18:00	S：痛みは良くなってきたよ。 O：顔面蒼白、四肢冷感、口唇と指先にチアノーゼ。呼びかけに上記返答あり。腹部膨満あり、腹壁が硬い。BP 90/60、PR 78、SpO_2 89％。 A/P：酸素を投与。BSチェック。　　　　　　　Ns. C	＊6
18:10	O：呼びかけに反応なし。痛み刺激に開眼後すぐ目を閉じる。 P：ドクターコールで医師を招集。急変記録に移行する。 　　　　　　　　　　　　　　　　　　　　　　　Ns. C	＊7

第11章　さあ、やってみよう！

9 経管栄養患者で発生した肺炎例

概要 低栄養のため入院し、経管栄養を開始した80歳女性意識障害患者。

（看護記録）

15:30	#経管栄養 O：水様痰が多量に吸引でき、SpO$_2$ 95%以上をキープ。経管栄養注入にて嘔吐・発熱ない。 A：引き続き熱型・呼吸状態観察。 P：継続。 <div style="text-align:right">Ns. A</div>	*1
17:41	経管栄養処置後、喀痰吸引。 <div style="text-align:right">Ns. B</div>	*2
19:00	S：長女より「胃管が浅く入っているようだ。38.1℃の熱がある。いつも付き添うことはできないので、命に係わることはしっかりお願いしたい」と。 O：ケアが行き届いていないことを謝罪し、改善できるよう話し合うと説明した。 A：胃管が浅くなっている。 P：主治医に報告。 　主治医より経管栄養を一時中止して点滴に変更する指示を受け、長女に説明した。 <div style="text-align:right">Ns. B</div>	*3
20:00	O：肺雑音右肺中葉に増強。SpO$_2$ 80%、痰を吸引後96%に上昇。 <div style="text-align:right">Ns. B</div>	*4

1）患者・家族の立場で記録を見て、何がおこったか分かりましたか？疑問点や質問したいことをメモした後、役から完全に降りましょう。

2）次に、メモした点について患者側から質問された看護師の立場で答えてみましょう。どの部分の記載について、質問に答えるのが難しかったですか？

3）どのように記載したら良いでしょうか？

経管栄養患者で発生した肺炎例の解説

*1
- O には観察時点での客観的数値（値を限定できなければ SpO$_2$ 上限〜下限%）で記載。「キープ」と評価していることから「SpO$_2$ 95％以上をキープ」は A に記載する。
- O の水様痰が多量であるなど記載内容についての A がない。
- P の「継続」だけでは何を続けるのか不明。A の記載は P に記載してもよい内容なので、これを P に記載するか、「○○に対するプラン継続」と記載すると良い。

*2
- この時点のバイタルサイン、痰の量や性状など観察所見の記載が欲しい。

*3
- 体温、呼吸音、胃管の位置など、患者の状態について O に観察記録がない。
- O に書かれた内容は P であり、「改善できるよう話し合う」内容も不明。
- 「ケアが行き届いていない」のは事実か？「謝罪」は責任承認の表明なので、栄養チューブが浅くなった原因が分からない状態で、安易に記載しないようにする。
- A にある「胃管が浅くなっている」の根拠となる客観的観察所見が O に必要。胃管の位置や固定状態の確認は？
- P には、「胃管をこれ以上抜けないように再固定」もあった方がより良い。
- 主治医から当直医の診察を求める指示はなかったのか？
- 主治医の指示をどのように長女に説明したか不明で、説明を受けた長女の反応も記載されていない。

*4
- 「増強」したのだから、19：00 に肺雑音を聴取したのではないか？　記載しなければ、観察していないことになる！

●解説を参考にして、記載を改善しましょう。

〈記載改善の一例〉　青マーカー部が修正部分

15:30	#経管栄養 O：水様痰が多量に吸引でき、吸引後 SpO₂ 98%。 　　経管栄養注入にて嘔吐・発熱はない。 A：SpO₂ 95%以上をキープ。痰の量が増えている。 P：引き続き熱型・呼吸状態観察。 　　　　　　　　　　　　　　　　　　Ns. A	＊1
17:41	経管栄養処置後の喀痰吸引で、水様痰の一部に黄色痰が混じている。 BP 120/80、SpO₂ 96%。 　　　　　　　　　　　　　　　　　　Ns. B	＊2
19:00	S：長女より「胃管が浅く入っているようだ。38.1℃の熱がある。いつも付き添うことはできないので、命に係わることはしっかりお願いしたい」と。 O：BP 125/80、BT 38.5℃。右肺雑音聴取。胃管は52cmの位置にあり、固定テープのゆるみあり。 A：胃管は55cmに固定されていたので3cm抜けている。 P：胃管がこれ以上抜けないように再固定。 　　主治医に報告し、経管栄養を一時中止して、1日3本の持続点滴への変更と、当直医Cに診察依頼の指示を受けたことを、長女に説明した。長女から「その方が安心」と発言があった。 　　　　　　　　　　　　　　　　　　Ns. B	＊3
19:20	S：「咳はないが、喉がゴロゴロ言う」と長女の言。 O：右胸部に湿性ラ音聴取。BP 120/75、RR 20、SpO₂ 94%。 A：肺炎を疑う。 P：ポータブルXP撮影、抗生剤投与。 　　　　　　　　　　　　　　　　　　Dr. C	
20:00	O：肺雑音右肺中葉に増強。SpO₂ 80%、痰を吸引後96%に上昇。 A：定期的痰吸引が必要。 P：1時間ごと、痰吸引。 　　　　　　　　　　　　　　　　　　Ns. B	＊4

10 転倒して骨折した例

概要 下血で緊急入院した78歳男性。入院時の転倒・転落アセスメントシート評価危険度Ⅲ（高リスク）。深夜に骨折を発症。

（医師・看護記録）

1:05	S：肩と足が痛い。点滴台がひっかかった。 O：5分前は臥床していたが、物音がしたので見るとベッド足側の床に横たわっていた。頭部と右大腿部を打ったとのこと。頭部から出血。意識清明、瞳孔3mm大で左右差なし、対光反射あり。BP 142/85、PR 111、SPO$_2$ 97%、右肩に発赤あり。上記の発言あるも、大腿部腫脹なし。左の膝立ては問題ないが、右は自分で動かせない。カーテンレールが折れていた。 A/P：看護師3人でベッドに移し、当直医Bに診察依頼。頭部圧迫止血。　　　　　　　　　　Ns. A	*1
1:35	S：1時過ぎトイレに行こうと移動中転んで、額を強く打った。頭から出血した。右の腰も強く打ち、動かせないくらい痛い。 P：頭部CT、右股関節部XP/CTオーダー　　Dr. B	*2
2:15	O：頭部CT：異常なし。右股関節部XP/CT：右転子部骨折を認める。 P：床上安静、ギャッジアップは可。本日、整形外科受診を依頼する。　　　　　　　　　　　　Dr. B	*3
2:30	S：右足が曲がらん。痛い、痛い。 O：T 36.2℃、PR 76、BP 126/74、SpO$_2$ 97%。Dr. Bより疼痛時ハイペン使用の指示あり。主治医Cに報告。　　　　　　　　　　　　　　　Ns. A	*4
8:30	S：昨夜ベッド横に倒れてから右大腿が痛い。 O：XP、CTにて転子部骨折を認めた。 A/P：整形外科に相談したところ手術適応あり、家族に電話して来院依頼。　　　　　　　　　Dr. C	*5
10:00	主治医・看護師長が長男に、転倒されて大腿部転子部骨折を発症したことについて、状況説明と謝罪を行った。手術目的で整形外科転科となることに了解いただいた。長男から今後の経過について質問があった。　看護師長D	*6

1）まず、患者・家族の立場で記録を見て、転倒・転落の状況と対応について理解できましたか？疑問点や質問したいことをメモしましょう。

2）役から完全に降り、メモした点について医療者の立場で答えましょう。
　　記録に基づいて答えることはできますか？

3）記載の良いところは？改善したいところをどう直しますか？

転倒して骨折した例の解説

＊1
- 転倒・転落のどちらともOに記載せず、見たままの状態を詳細に記載しているのが良い。
- 5分前の時刻は？頭部とはどの部分？大腿部腫脹なしは左右ともか？該当箇所の圧痛は？
- ベッド柵やセンサー設置などの対策・環境、点滴台の高さは適切であったか？これらの事実記載は、再発防止対策を立てるのに必要となる。

＊2
- Oに、患者の具体的な訴えに対する診察、四肢麻痺の有無など神経学的診察所見が欲しい。転倒の原因に貧血、不整脈、低血圧による失神などの可能性も考える。
- 骨折に伴う血流障害や神経障害の発症、CTではまだ把握できない時期の頭蓋内血腫などについて考慮し、皮膚色観察・足背動脈触診・脳圧亢進症状問診などの陰性所見を経時的に記載する必要がある。後で病変が発見された時に、書いてないことは、所見を認めなかったのではなく、気付いていなかった、もしくは放置していたとされて問題になるかもしれない。

＊3
- Pに安静度指示記載があるのは良い。

＊4
- 痛みの程度は、ペインスケールなどを用いて客観的に観察結果をOに記載すると良い。
- AとPの記載がない。2：30の記載からは当直医に報告したことが分かり、その旨をPに記載したら良かった。

＊4と＊5の間
- 朝までの看護師の訪室、観察記録は？痛みに対する対応とその効果は？

＊6
- 本来主治医が医師記録に説明内容、長男の質問内容と医師の回答、長男の反応などを記載する必要がある。看護記録があれば足りるとしないこと。
- 看護に落ち度が明らかでない時点での謝罪は不要である。
- 敬語は不要のため、「転倒して」、「了解を得た」で良い。

※高リスクと評価した患者と家族に、転倒・転落の危険性をどう説明し、どのような対策をとっていたか、再転倒防止対策をどうするかが分かる記録にすることが重要である。

● 解説を参考にして、記載を改善しましょう。

〈記載改善の一例〉　青マーカー部が修正部分

1:05	S：肩と足が痛い。点滴台がひっかかった。 O：1時に訪室した時は臥床していたが、物音がしたので見るとベッド足側の床に横たわっていた。前頭部と右大腿部を打ったとのこと。頭部から出血。意識清明、瞳孔3mm大で左右差なし、対光反射あり。 　　BP 142/85、PR 111、SPO₂ 97%、右肩に発赤あり。上記の発言あるも、大腿部左右とも腫脹ないが、右に圧痛あり。左の膝立ては問題ないが、右は自分で動かせない。カーテンレールが折れていた。点滴台の高さは、カーテンレールより高かった。 A/P：点滴台の高さを下げて再転倒を防止。当直医Bに診察依頼。頭部圧迫止血。　　　　　　　Ns. A	＊1
1:35	S：1時過ぎトイレに行こうと移動中転んで、額を強く打った。頭から出血した。右の腰も強く打ち、動かせないくらい痛い。吐き気・頭痛はない。 O：両上下肢麻痺なし。足背動脈触知可、左右差なし。BP 130/85、PR 85整。 P：頭部CT、右股関節部XP/CTオーダー。　　Dr. B	＊2
2:15	O：頭部CT：異常なし。右股関節部XP/CT：右転子部骨折を認める。 P：床上安静、ギャッジアップは可。本日、整形外科受診を依頼する。　　　　　　　　　　　　　　　Dr. B	＊3
2:30	S：右足が曲がらん。痛い、痛い。 O：T 36.2℃、PR 76、BP 126/74、SpO₂ 97%。NRS 10/10。 A：痛み止めが必要。 P：Dr. Bに報告し、疼痛時ハイペン使用の指示あり。主治医Cに報告。　　　　　　　　　　　　　　Ns. A	＊4
3:00	睡眠中。苦痛顔貌は消失している。以後、体温表参照。　　　　　　　　　　　　　　　　　　　　　Ns. A	
8:30	S：昨夜ベッド横に倒れてから右大腿が痛い。 O：XP、CTにて転子部骨折を認めた。 A/P：整形外科に相談したところ手術適応あり、家族に電話して来院依頼。　　　　　　　　　Dr. C	＊5
10:00	主治医・看護師長が長男に、転倒して大腿部転子部骨折を発症したことについて、状況を説明した。手術目的で整形外科転科となることに了解を得た。長男から今後の経過について質問があった。　　　　　看護師長D	＊6

第11章　さあ、やってみよう！

115

11 夜間せん妄例

> **概要** 慢性閉塞性肺疾患と認知症のある85歳女性が誤嚥性肺炎で入院し、夜間せん妄のため身体抑制処置を受けた。SpO_2のデータに基づく酸素吸入の事前指示あり。

（医師・看護記録）

12/21		
17:13	#認知症 患者の危険回避のために27日まで、行動制限の必要を認める。長女に身体抑制の必要性について別紙を用いて説明し、同意を得た。 　　　　　　　　　　　　　　　　　　　　Dr. A	*1
12/22		
0:30	睡眠中 　　　　　　　　　　　　　　　　　　　　Ns. B	*2
6:10	#危険行動 S：自分で起きたい。 O：夜勤中、一度も起きずに良眠していたが、6:00にナースコールあり、訪室。両手の抑制帯がはずれ、ベッドから起き上がり、右足は柵を超えて床に足がついていた。SpO_2 66%、カニューラで酸素1リットルに上げ、呼吸を促すと91%に上昇。 P：転落防止のため、ベッドの片側を壁につける。 　　　　　　　　　　　　　　　　　　　　Ns. B	*3
8:30	S：どうもない。 O：BT 37.4℃、酸素0.5リットルでSpO_2 90%。気分を尋ねると、上記答え。危険行動なし。 　　　　　　　　　　　　　　　　　　　　Ns. C	*4

1）患者・家族の立場で記録を見て、どのように感じましたか？感じたこと、疑問点、質問したいことをメモしましょう。

第11章 さあ、やってみよう！

2）役から完全に降りてから、メモした点について医療者の立場で答えてみましょう。記録に基づいて答えることはできますか？

3）どのように記載したら良いと思いますか？

夜間せん妄例の解説

*1
- 期限の表記もされ、必要最小限の記載はできていて良い。「危険回避」より「安全確保」の方がより良い。「身体抑制基準スコアシート」などで必要性の評価をして根拠を明らかにし、身体抑制に伴う危険の予測も書かれた説明文書を「別紙」として準備しておくことが重要である。長女には、身体抑制が抑制帯のことであると理解してもらう必要がある。

*1と*3の間
- 17：13から6：10の間の記載が*2のみである。既に行動制限処置がされていることが6：10の記載で分かるが、いつ抑制帯をしたのか分からず、トラブル回避には抑制帯使用時間とその後の定期的な観察記録が必要。

*3
- 「＃危険行動」とは具体的に？家族の視点では、患者が危険人物的に見られているなどの受け取り方をされる可能性がある。「＃せん妄」などの方がより良いと考える。
- Oの夜勤中とは何時か？「一度も起きずに」が事実なら、ずっと観察していたことになるがその記載がない。これが患者の言なら、Sに「夜は一度も起きなかった」などと記すと良い。
- SpO_2 66％の時は、酸素投与が中断された状態だったのか。血圧、脈拍、呼吸数は？
- 抑制帯がはずれたことについてのＡとＰがない。「A：運動麻痺はなく、再度抑制帯をはずす危険あり」などのＡと、それに対するＰが欲しい。

*3と*4の間
- 6：10から8：30の観察記録がない。いつ、酸素を1リットルから0.5リットルにしたのか。なぜ酸素投与量を減らしたのか？

*4
- 抑制帯の状態は？「危険行動」と表記せず、具体的にどうなのかを記載する。

●解説を参考にして、記載を改善しましょう。

〈記載改善の一例〉　青マーカー部が修正部分

17:13	#認知症 患者の安全確保のために27日まで、行動制限の必要を認める。長女に身体抑制の必要性について別紙を用いて説明し、同意を得た。 　　　　　　　　　　　　　　　　　　　　Dr. A	＊1
23:00	21:00に眠剤を服用したが入眠せず、ベッド上に立ちあがり大声を出したため、抑制帯を両手に装着した。医師指示によりセレネース1/2Aをゆっくり静注投与。 　　　　　　　　　　　　　　　　　　　　Ns. B	
0:30	睡眠中。両手末梢に浮腫・皮膚変色・皮膚温度低下なく、抑制帯装着に問題なし。以下、体温表参照。 　　　　　　　　　　　　　　　　　　　　Ns. B	＊2
6:10	#せん妄 S：自分で起きたい。 O：0:30以降6:00まで、訪室時に良眠していたが、6:00にナースコールあり、訪室。両手の抑制帯がはずれ、ベッドから起き上がり、右足は柵を超えて床に足がついていた。SpO_2 66％、カニューラで酸素1リットルに上げ、呼吸を促すと91％に上昇。BP 130/80、PR 90、RR 15。 A：運動麻痺はなく、再度抑制帯を外す危険あり。 P：転落防止のため、ベッドの片側を壁につける。抑制帯再装着。 　　　　　　　　　　　　　　　　　　　　Ns. B	＊3
6:30	SpO_2 93％、事前指示どおり酸素を0.5リットルに下げる。 　　　　　　　　　　　　　　　　　　　　Ns. B	
8:30	S：どうもない。 O：BT 37.4℃、酸素0.5リットルで SpO_2 90％。気分を尋ねると、上記答え。抑制帯のゆるみはなく、抑制帯を外す行動なし。 A：現在のところ、せん妄症状を呈していない。 P：抑制帯除去。 　　　　　　　　　　　　　　　　　　　　Ns. C	＊4

第11章　さあ、やってみよう！

12 術後せん妄例

> **概要** 大腸癌手術後に硬膜外麻酔で鎮痛していた65歳男性が、せん妄状態になった。

（医師・看護記録）

0:30	睡眠中。点滴ライン、硬膜外麻酔カテーテルに異常なし。 Ns. A	＊1
1:30	看護師が訪室すると、点滴ラインが途中で引きちぎられ、血液が逆流し、病室の床が血液で汚染されている。硬膜外麻酔カテーテルは、背中の固定上部で引きちぎられ、バルーンカテーテルも接続が外れている。「しんどい。気分悪い」と発言し、発汗著明である。点滴ラインを再接続し、外科当直医師・当直看護師長に連絡。 Ns. A	＊2
2:00	当直医B到着。 Dr. Bにより硬膜外麻酔カテーテル・バルーンカテーテル抜去。硬膜外麻酔カテーテルの体内残存がないことを確認。バルーンカテーテルに血液付着なし。腹部ドレーン刺入部を確認し、再度固定し直してオプサイトで保護。自分で起き上がり可能であるため、離床センサーを設置。 Ns. A	＊3
2:15	O：発汗著明。BS 86。硬膜外麻酔カテーテル断裂、尿バルーンは接続部分で抜けている。ECGモニター上、不整脈・波形異常なし。 A：低血糖なし。術後せん妄。 P：残存する硬膜外麻酔カテーテル、尿バルーンとも抜去。 Dr. B	＊4
3:15	点滴を再開しようとすると「何をするんや。やめて」と発言し、腕を守るようにして避けるので点滴できない。起き上がってしきりに点滴ラインを抜こうとする。看護師2名で対応するが、足で蹴り上げる・爪で引っ掻く・噛む行動あり。 Dr. Bに相談し、セレネース1/2A＋生食100mlの指示あり。 Ns. A	＊5
3:30	Dr. Bが患者に何度も点滴の必要性を説明したが、なお不穏状態。 セレネース1/2A＋生食投与開始する。 Ns. A	＊6

1）患者・家族の立場で記録を見て、何が起こったか分かりましたか？疑問点や質問したいことをメモしましょう。

2）役から完全に降りてから、メモした点について患者側から質問された医療者の立場で答えてみましょう。何に気付きましたか？

3）どう書けば良いでしょう？

第11章 さあ、やってみよう！

術後せん妄例の解説

*1
- 0:30までは、点滴ラインと硬膜外麻酔カテーテルに異常がなかったことが分かって良い。

*2
- バイタルサインの測定は？

*3
- 医師の到着時間が記載されているのが良い。
- Dr. Bが記載していない内容が記録されており、事実状況を補えている。

*4
- せん妄だけでなくカテーテル抜去後の痛みへの対応はどうするのか、Pに記載必要。
- せん妄の原因として、痛み、低血糖のほか、低血圧、低酸素状態、アシドーシス、電解質異常なども考慮したことが分かる記載が望ましい。血圧や呼吸数、酸素飽和度などの測定をして、結果（重要な陰性所見）を記載する。可能であれば、採血検査も行うと良い。何も記載がないと、他の可能性を考えていないことになる。

*5
- 暴力とせず、具体的行動が記載されているのが良い。

*6
- この場合の「何度も」の表現は、この場面では回数を問題にするわけではないので、このままでよい。

●解説を参考にして、記載を改善しましょう。

〈記載改善の一例〉 青マーカー部が修正部分

0:30	睡眠中。点滴ライン、硬膜外麻酔カテーテルに異常なし。 　　　　　　　　　　　　　　　　　　　　　Ns. A	*1
1:30	看護師が訪室すると、点滴ラインが途中で引きちぎられ、血液が逆流し、病室の床が血液で汚染されている。硬膜外麻酔カテーテルは、背中の固定上部で引きちぎられ、尿バルーンカテーテルも接続が外れている。「しんどい。気分悪い」と発言し、発汗著明である。BP 130/87、PR 90、SpO₂ 96％。RR 20。 点滴ラインを再接続し、外科当直医師・当直看護師長に連絡。　　　　　　　　　　　　　　　　　　　Ns. A	*2
2:00	当直医 B 到着。 Dr. B により硬膜外麻酔カテーテル・バルーンカテーテル抜去。硬膜外麻酔カテーテルの体内残存がないことを確認。バルーンカテーテルに血液付着なし。腹部ドレーン刺入部を確認し、再度固定し直してオプサイトで保護。自分で起き上がり可能であるため、離床センサーを設置。 　　　　　　　　　　　　　　　　　　　　　Ns. A	*3
2:15	O：発汗著明。BS 86 、BP 135/80、SpO₂ 95％、RR 20。 　　硬膜外麻酔カテーテル断裂、尿バルーンは、ゴムのところで抜けている。 　　ECG モニター上、不整脈・波形異常なし。 A：低血糖なし。術後せん妄。硬膜外麻酔中止による痛み増強が予想される。 P：残存する硬膜外麻酔カテーテル、尿バルーンとも抜去。痛み増強時は、主治医指示の鎮痛薬点滴を開始するよう指示。　　　　　　　　　　　　　　　　　Dr. B	*4
3:15	点滴を再開しようとすると「何をするんや。やめて」と発言し、腕を守るようにして避けるので点滴できない。起き上がってしきりに点滴ラインを抜こうとする。看護師2名で対応するが、足で蹴り上げる・爪で引っ掻く・噛む行動あり。 Dr. B に相談し、セレネース1/2A ＋生食100ml の指示あり。　　　　　　　　　　　　　　　　　　　Ns. A	*5
3:30	Dr. B が患者に何度も点滴の必要性を説明したが、なお不穏状態。セレネース1/2A ＋生食投与開始する。　Ns. A	*6

13 ライン自己抜去例

概要 細菌性肺炎と低栄養状態で入院した85歳女性。

（医師・看護記録）

13:30	カンファレンス記録　X病棟、記録者：Ns. A、参加者：Ns. B、Ns. C テーマ：転倒・転落、ライン類自己抜去リスクについて 検討内容：昨晩は栄養注入時に、ナースコールなしに離床センサーで訪室すると、点滴台を忘れて歩行しようとしていた。移動時看護師付き添い必要。 方針：転倒およびライン類自己抜去のリスクが高い。ナースコールを押す協力が得られないため、離床センサーで終日離床キャッチを継続。　　　　　　　Ns. A	*1
14:00	NSTチーム回診（医師、薬剤師、栄養管理士など参加者名の記載有り） リーナレンLP 8本では蛋白質摂取量が16g。蛋白質量35から45gは摂取必要なので、リーナレンLP 3本とリーナレンMP 5本に変更する。　　　　　　　Ns. B	*2
15:00	S：「抜けた」 O：離床センサーが鳴って訪室してところ、留置針を自己抜去し、SpO₂モニターも外して引き出しにしまい込んでいるのを発見する。穿刺部から少量の出血が続いており、圧迫止血。 P：医師に報告。　　　　　　　Ns. C	*3
15:10	# 肺炎、#低栄養状態　#ライン抜去 S：「ここはどこか」、「これ（点滴）は、なんか引っかかったから外した」、「今、晩や」など、つじつまの合わない発言あり。 O：BP 114/64、PR 82、BT 38.7℃、SpO₂ 95%、BW 58Kg。呼吸苦・胸痛なし。CRP 17.0mg/dl、BS 150mg/dl A：発熱に伴うせん妄。抗生剤投与中のため点滴ライン確保が必要。 P：ライン抜去防止のため、今日の家族付き添いを依頼するとともに、せん妄の状態が続く場合には身体抑制の同意を得る。　　　　　　　Dr. D	*4

1）患者・家族の立場で記録を見て、何が起こったか分かりましたか？疑問点や質問したいことをメモしましょう。

2）役から完全に降りた後、メモした点について医療者の立場で答えてみましょう。

3）見習いたい記載、改善したい記載はどの部分ですか？

第11章 さあ、やってみよう！

ライン自己抜去例の解説

*1
- 記録があることで、ライン抜去リスクを検討し、対応していることが分かって良い。
「押す協力が得られない」より「押さずに離床する」など、客観的事実を表記する方が良い。

*2
- 参加者の職種と名前の記載がある回診記録があるのが良い。これは、チーム医療の実践の証拠となる。

*3
- Oに穿刺部位がどこか、皮下出血の有無など、もう少し詳細な観察記録が望まれる。

*4
- SOAPの流れは良い。Sに患者の発言が記載されているのは良い。Sの発言すべてでつじつまが合わないわけではないので、「話に一貫性がない」とAで評価した方が良い。
- 肺炎で発熱があるとのことなので、Oに胸部聴診所見、胸部XP所見などが欲しい。採血検査結果も記載されているのは良い。
- せん妄スクリーニングツール（DST：Delirium Screening Tool）の結果など診断根拠の記載もなく、せん妄の原因も発熱とは限らないので、Aは「疑い」とした方が望ましい。

※自己抜去する理由を確認・推測して、せん妄の要因となる不快を軽減することで、身体抑制をせずに自己抜去を防止している施設もある。

●解説を参考にして、記載を改善しましょう。

〈記載改善の一例〉　青マーカー部が修正部分

13:30	カンファレンス記録　X病棟、記録者：Ns. A、参加者：Ns. B、Ns. C テーマ：転倒・転落、ライン類自己抜去リスクについて 検討内容：昨晩は栄養注入時に、ナースコールなしに離床センサーで訪室すると、点滴台を忘れて歩行しようとしていた。移動時看護師付き添い必要。 方針：転倒およびライン類自己抜去のリスクが高い。ナースコールを押さずに離床するため、離床センサーで終日離床キャッチを継続。　　　　　　　　　　Ns. A	*1
14:00	NSTチーム回診（医師、薬剤師、栄養管理士など参加者名の記載有り） リーナレンLP 8本では蛋白質摂取量が16g。蛋白質量35から45gは摂取必要なので、リーナレンLP 3本とリーナレンMP 5本に変更する。　　　　　　　Ns. B	*2
15:00	S：「抜けた」 O：離床センサーが鳴って訪室してところ、留置針を自己抜去し、SpO₂モニターも外して引き出しにしまい込んでいるのを発見する。左前腕の穿刺部から少量の出血が続いており、1cm×1cmの皮下出血を認めた。圧迫止血。 P：医師に報告。　　　　　　　　　　　　　　　Ns. C	*3
15:10	# 肺炎、#低栄養状態　#ライン抜去 S：「ここはどこか」、「これ（点滴）は、なんか引っかかったから外した」、「今、晩や」など、発言あり。 O：BP 114/64、PR 82、BT 38.7℃、SpO₂ 95%、BW 58Kg。呼吸苦・胸痛なし。CRP 17.0mg/dl、BS 150mg/dl、右肺にラ音聴取。 A：話に一貫性がなく、発熱に伴うせん妄が疑われる。抗生剤投与中のため点滴ライン確保が必要。 P：ライン抜去防止のため、今日の家族付き添いを依頼するとともに、せん妄の状態が続く場合には身体抑制の同意を得る。　　　　　　　　　　　　Dr. D	*3

14 転院についてのインフォームド・コンセント例

概要 肺癌術後、肺炎・尿路感染を繰り返す80歳男性に、主治医Aが転院を勧めた。説明には、上級医C、Ns. Bが同席した。

（医師・看護記録）

9:53	ご家族（奥様、ご長男、ご次男）に説明 入院中、肺炎を3回、尿路感染を2回繰り返している。免疫力のある人には問題にならない弱毒菌であるセラチアと、カビの一種であるカンジダが原因で、身体から消せない。また、持続的に誤嚥していて、点滴と胃管による経腸栄養中である。当院は急性期病院のため、手術後に既に了解をもらった転院について、再度判断を頂きたい。 Dr. A	*1
10:15	主治医AよりIC 今の状態が良くなることは難しく、点滴と経腸栄養のみの治療を急性期病院で行うのは困難と伝えられる。次男から「こんなこと言いたくないけど、手術しなかったら良かったと思っている。話が違うというか、もうちょっとここで見てもらえたらと思う」。主治医より、「手術のリスクについて術前に重々説明したはずである、その場に息子がいなかった、実際の治療内容はどこの病院も大差ない」と伝えられる。「仕方ない」と、一同同意された。 Ns. B	*2
10:41	主治医AのICに同席 別紙のとおりお話。3名とも「気管切開はしない」意思は固く一致。治療が継続できる医療療養型病棟のある病院などへの転院を検討することになるとお話。 次男から「病院の決まりもあるから仕方ない。急に、来週ということもないだろう」と発言があり、来週の転院もありうると説明した。 Dr. C	*3

1）患者・家族の立場で記録を見て、医師の説明内容に納得できましたか？疑問点や質問したいことをメモしましょう。

2）役から完全に降りましょう。次に、メモした点について医療者の立場で答えてみましょう。

3）記載の良いところも見つけましょう。改善したい記載はどう直せば良いですか？

転院についてのインフォームド・コンセント例の解説

＊1
- 奥様は妻、ご長男・ご次男に「ご」は不要。同席した医師、看護師名、説明開始〜終了時間、説明場所の記載が必要。原因菌について分かりやすい説明をしているのは良い。
- 転院について患者家族の意向・判断、質問の有無、質問への回答が記載されていない。

＊2
- インフォームド・コンセントは IC と略される。
- 「伝えられる」ではなく「伝えた」や「説明」とし、「同意された」でなく「同意した」・「同意を得た」で良い。
- 医師の説明内容を簡潔にまとめ、患者家族の発言が記載されているのが良い。患者家族の不満解消に看護師としてどう対応したかを記載できるともっと良い。
- 医師の「重々説明したはずである」という発言を、患者側はどう受け止めるだろう。

＊3
- 別紙を用いたことが分かるのは良い。「お話」という表現は軽い印象を与えるので適切ではなく、「病状と今後の治療方針について説明した」などとすると良い。
- 上級医 C が Dr. A の説明を補足する形で記載してあり、家族の発言に対応したことも分かるのは良い。このように、他の医師の記載が十分ではない場合に補足記載しておくことは、後日の事実確認上重要である。

※同じ内容を重複して記載するのでなく、お互いに齟齬を生じないようにチームメンバーで補い合って、説明内容の全体が漏れなく記載できていればよいのである。

●解説を参考にして、記載を改善しましょう。

〈記載改善の一例〉 青マーカー部が修正部分

9:53	妻、長男、次男に説明。9:20〜9:50、病棟カンファレンス室 主治医のほか、Ns. B、Dr. C が同席 入院中、肺炎を3回、尿路感染を2回繰り返している。免疫力のある人には問題にならない弱毒菌であるセラチアと、カビの一種であるカンジダが原因で、身体から消せない。また、持続的に誤嚥していて、点滴と胃管による経腸栄養中である。当院は急性期病院のため、手術後に既に了解をもらった転院について、再度判断を求めた。 Dr. A	*1
10:15	主治医 A より IC 今の状態が良くなることは難しく、点滴と経腸栄養のみの治療を急性期病院で行うのは困難と説明。 次男から「こんなこと言いたくないけど、手術しなかったら良かったと思っている。話が違うというか、もうちょっとここで見てもらえたらと思う」。主治医より、「手術のリスクについて術前に本人と奥さんには詳しく説明した。治療内容は転院先の病院も大差ない」と伝えた。「仕方ない」と、一同同意した。 Ns. B	*2
10:41	主治医 A の IC に同席 別紙のとおり病状説明。3名とも「気管切開はしない」意思は固く一致。治療が継続できる医療療養型病棟のある病院などへの転院を検討することになると話した。 次男から「病院の決まりもあるから仕方ない。急に、来週ということもないだろう」と発言があり、来週の転院もありうると説明した。 Dr. C	*3

15 家族より「納得いかない」と言われた死亡例

胃癌末期の70歳女性患者が、尿管ステント留置術を受けた。術後に弾性ストッキングを着用し、医師から歩行許可も出ていた。夫の希望でベッド上排泄することに看護師は同意したが、本人の希望を優先してトラブルになった急変死亡例。

（医師・看護記録）

8:30	主治医Aに血尿と状態報告した。　　　　　　　Ns. B	*1
9:40	S：腰痛、今はない O：肉眼的血尿。 A：血尿は左からだろうが、、、血腫で一時的に閉塞？ P：バルーン抜去、トイレ歩行可。エコーをみて、退院検討。　　　　　　　　　　　　　　　　　　Dr. A	*2
12:00	車椅子でトイレより帰室後、意識レベルJCS300、血圧測定不可。 Dr. Aへ状況報告。以降、重症記録参照。夫に電話で来院を要請。　　　　　　　　　　　　　　　　　　Ns. B	*3
12:16	呼吸停止、心停止。AEDではショック不要。挿管し、人工呼吸器装着。 アドレナリン合計5A投与し、蘇生処置。トロポニンT陰性。　　　　　　　　　　　　　　　　　　　Dr. A	*4
13:50	死亡確認。　　　　　　　　　　　　　　　　　Dr. A	*5
15:00	夫、長男夫婦に以下の内容を説明。 トイレ歩行から戻った後、意識消失し、直後から心肺蘇生処置を行ったが処置に反応しなかった。残念です。胃癌末期で、間質性肺炎によって肺の状況も悪く、死亡原因として肺塞栓が考えられる。剖検と死後CTについて説明し、CTの了解を得た。 夫から「看護師が今日トイレはベッド上でするといっていたのに、トイレに行かせたことが、納得いかない」と発言有。今後、状況を確認することを約束した。　Dr. A	*6
16:00	9:50の追記 バルーン抜去とトイレ方向が可能になったことを、本人と夫に説明。 本人「今日はしんどいから、歩いたりしない」 夫「そうだね、今日は便もベッドの上でさせてもらうようにしよう」 トイレ時は尿器や便器で対応することを説明し、了解を得た。　　　　　　　　　　　　　　　　　　　Ns. B	*7

1）患者・家族の立場で記録を見、どのように感じましたか？疑問点や質問したいことをメモしましょう。

2）役から完全に降りた後に、メモした点について患者側から質問された医療者の立場で答えましょう。答えることができますか？

3）今後、どのようなことに注意して記録を書こうと思いますか？

第11章 さあ、やってみよう！

家族より「納得いかない」と言われた死亡例の解説

＊1
- どのような状態か、客観的記載（血圧、酸素飽和度など）が必要。記載がないと、観察していないことになる。

＊2
- Aにある「､､､」、「？」の表記は避け、「閉鎖した可能性がある」などと記載すると良い。
- 8：40から12：00の間で、看護師がトイレ対応について患者側と話し合った事実、患者がトイレに行くことになった理由、トイレに移送した状況の看護記録が必要。

＊3
- 重症記録に移行と記されていること、家族対応の事実記載があるのが良い。
- 急変した場合は、急変前からの事実を分単位で詳細に記載する。時間など記録内容に不一致がないように関係した全員で確認すること。

＊6
- 「残念です」と共感表明をしており、家族の発言内容およびそれに対する対応、死因究明のため死後CTか剖検の許可を得たことが記載されていて良い。
- IC時には死因の根拠が明らかになっていないので、「死亡原因の一つの可能性として肺塞栓が考えられる」などと記載する方がより良い。
- 今後の状況確認について、具体的にどのようなことをするのか？

＊7
- 急変直前、本人がベッド上での排便に納得せずトイレに行くことを望んだこと、トイレには酸素飽和度をチェックしながら看護師が車椅子で移送したことなどが、別途重症記録に記載されていたが、記載時間は医師の説明後であった。急変前の状況について、11：50などの記録として診療記録に記載できた方がより良いのだが、次ページの改善例では「以降、重症記録参照」のままとした。
- 看護師と本人・夫がトイレ対応について話し合った内容が診療記録に追記されたのは、重症記録記載後である。追記の存在は記載がないよりは良いが、遺族が「納得いかない」と発言した後の追記は不自然に見られるおそれがある。遺族はどのように受け止めるだろうか？

※紛争など将来何が起こるか分からないので、常に遅滞なく記録し、記録への追記は可能な限り速やかに行う必要がある。また、急変症例では、経過を詳細に記録したメモは、証拠として保存する必要がある（第5章参照）。

●解説を参考にして、記載を改善しましょう。

〈記載改善の一例〉 青マーカー部が修正部分

8:30	主治医 A に血尿の存在と BP 125/70、SpO$_2$ 95%であることを報告した。　　　　　　　　　　　Ns. B	＊1
9:40	S：腰痛、今はない O：肉眼的血尿。 A：血尿は左からと考える。血腫で一時的に閉塞した可能性がある。 P：バルーン抜去。トイレ歩行可。エコーを見て、退院検討。　　　　　　　　　　　　　　　　　Dr. A	＊2
9:50	バルーン抜去とトイレ歩行が可能になったことを、本人と夫に説明。 本人「今日はしんどいから、歩いたりしない」 夫「そうだね、今日は便もベッドの上でさせてもらうようにしよう」 トイレ時は尿器や便器で対応することを説明し、了解を得た。　　　　　　　　　　　　　　　　　Ns. B	
12:00	本人希望のため車椅子でトイレに移送。11:50 トイレ終了後に症状の訴えはなかったが、帰室後に意識レベルJCS300、血圧測定不可。 Dr. A へ状況報告。以降、重症記録参照。夫に電話で来院を要請。　　　　　　　　　　　　　　　Ns. B	＊3
12:16	呼吸停止、心停止。AED ではショック不要。挿管し、人工呼吸器装着。アドレナリン合計 5A 投与し、蘇生処置。トロポニン T 陰性。　　　　　　　　　　　　Dr. A	＊4
13:50	死亡確認。　　　　　　　　　　　　　　　　Dr. A	＊5
15:00	夫、長男夫婦に以下の内容を説明。 トイレ歩行から戻った後、意識消失し、直後から心肺蘇生処置を行ったが処置に反応しなかった。残念です。胃癌末期で、間質性肺炎によって肺の状況も悪く、死亡原因の一つの可能性として肺塞栓が考えられる。剖検と死後 CT について説明し、CT の了解を得た。 夫から「看護師が今日トイレはベッド上ですると言っていたのに、トイレに行かせたことが、納得いかない」と発言あり。 今後、担当看護師に状況を確認することを約束した。 　　　　　　　　　　　　　　　　　　　　Dr. A	＊6

第11章 さあ、やってみよう！

おわりに 「模擬カルテ開示」はクレーム対応にも使えます

　第7章で、「模擬カルテ開示」で患者側がクレームを言うデモンストレーションをすると、クレーム対応のロールプレイになってしまうことを述べました。患者役が医療者に質問する時に質問を攻撃的な言い方に変えるだけで、「模擬カルテ開示」はクレーム対応を目的とする研修に使うことができます。第8章で、体験者から「コンフリクトマネジメントと記載教育が一度にできるので有用だ」という感想を得たことを報告しましたが、研修の目的を何にするか設定して「模擬カルテ開示」を活用してほしいと思います。

　アイデアは常に「疑問」から生まれます[104]。研修医が適正な記載ができるようになるために、どのように教育すればよいか考えた時、「人は痛い目に合わないと変わらない」という言葉が浮かびました。医療裁判ほどではないにしても、カルテ開示の口頭説明時に患者側の質問に答えられない状況も相当つらいのではないか、「きちんと書いておけば患者側の信頼が得られただろうし、自分の医療行為の正当性を理解してもらえたのに」と悔やむのではないかと思ったのがきっかけです。記録に焦点を当てた模擬のカルテ開示をやろう、そう考えて「模擬カルテ開示」を開催しました。

　10年以上が経過した現在、院内記録監査でも「研修医は良く書けている」と評価されるようになっています。研修医の記録を見ると、彼らの成長に伴って記載内容が充実するのを確認できますし、POSを普及したJ. Willis Hurstは「良い医師は良い足跡を残している。足跡を見れば、その医師の良さがおのずと分かる」という言葉を残しています。記載教育は医療者自身が成長する教育です。記載を改善する体験学習「模擬カルテ開示」研修を希望される場合は、ご連絡ください。

　診療記録は医療内容の質を判定する重要な証拠であり[8]、診療記録の充実はチーム医療の実践、医療安全の管理における必要かつ有効な手段です。本書の目的は、患者・医療者間コミュニケーションを支援して医事紛争を防ぐことのできる診療記録を作成することです。目的達成のために、開示できるカルテ、つまり、医療プロセスにおける事実が正確に記載されていて、誰が読んでも不快に感じずに内容を理解できる記録にすることを戦略にしました。方法として用いたのが、診療記録を患者の立場から見てみることによって望ましい記載の在り方を理解でき、グループで楽しく学べる体験学習「模擬カルテ開示」です。診療記録を充実することで、医療紛争の予防と紛争解決に貢献し、記載者それぞれが医療者として成長できることを願います。

　最後に、本書を推薦くださった前田教授、各種記録勉強会・「模擬カルテ開示」開催に多大なる協力をしてくださった診療情報管理士をはじめとする当院職員の皆様、医療事故・紛争対応研究会関係者の皆様、「模擬カルテ開示」講演の機会を与えてくださった各医療施設の皆様、アンケートに回答くださった皆様に深謝いたします。

参考文献

1) 須貝和則：実践&入門　診療情報管理パーフェクトガイド．医学通信社．2016．
2) 嶋崎明美 他：インシデントの記録と医療安全管理．医療事故・紛争対応研究会誌 2009；3；30-35．
3) Lind EA, et al: The Social Psychology of Procedural Justice. Prenum Press, 1988.（菅原郁夫 他訳：フエアネスの手続きの社会心理学―裁判，政治，組織への応用―・ブレーン出版．1995.）
4) 田中まゆみ：研修医のためのリスクマネジメントの鉄則 日常臨床でトラブルをどう防ぐのか？　医学書院．2012．
5) 日本診療情報管理学会（編集）：診療情報学　第2版．医学書院．2015．
6) 葛田一雄：病院の見えないリスクに「気づく」方法．ぱる出版．2014．
7) 長谷部圭司：訴訟・トラブルに強い　カルテ・看護記録の書き方．日総研出版．2014．
8) 日本内科学会認定内科専門医会（編集）：標準的内科診療録―電子化どう対応するか．日本内科学会．2002．
9) 濱川博昭 他：あなたからはじめる仕事がしやすくなる病院を作るコミュニケーション術．ぱる出版．2014．
10) 保健医療機関のための診療報酬とカルテ記載 平成30年度．社会保険研究所．2017．
11) 坂本すが 他編著，日本医療マネジメント学会（監修）：そのときどうする？予期せぬ急変・死亡時の現場対応マニュアル―医療事故調査制度の仕組みと，マンガ事例で学ぶ判断・対応・記録法．メディカ出版．2016．
12) 日本看護協会：看護記録および診療情報の取り扱いに関する指針．日本看護協会出版会．2005．
13) 市村尚子："見える記録"を書くコツ：名古屋日総研出版．2010．
14) 友納理緒：裁判で役立った看護記録を見てみよう～導入編～．看護きろくと看護過程 2013；23；6；2-6．
15) Lawrence L. Weed: Medical Records, Medical Education, and Patient Care: the Problem-Oriented Record as a Basic Tool. The Press Case Western reserve Univ. 1969.
16) J. Willis Hurst, et al: The Problem-Oriented System. Medcom Press. 1972.
17) 岡村祐聡：POSを活用するすべての医療者のためのSAOPパーフェクト・トレーニング．診断と治療社．2010．
18) 羽白清：POSのカルテ／POMRの正しい書き方 改訂2版．金芳堂．2005．
19) 佐藤健太：「型」が身につくカルテの書き方．医学書院．2015．
20) 大口祐矢：看護の現場ですぐに役立つ看護記録の書き方．秀和システム．2015．
21) 山口求：電子カルテ時代だからこそ必要なSOAP書き方が事例で見える．日総研出版．2014．
22) 清水佐智子：見てわかる看護記録．日総研出版．2016．
23) 内科学会研鑽会（編集）：カルテはこう書け！目からウロコ「総合プロブレム方式」．新興医学出版社．2013．
24) 日経メディカル（編集）：医療訴訟のここがポイント　注目判例に学ぶ医療トラブル回避術②．日経BP社．2015．
25) 佐藤郁恵：SOAP記録が適切にできない場合の問題点と修正ポイント．看護きろくと看護過程 2015；25；51-53．
26) 平林慶史：なぜ「ちゃんと相手に伝わる」記録が書けないのか？　看護人材育成 2013；10；61-66．
27) 石綿啓子 他：開示請求に対応できる倫理面に配慮した記録の表現．客観性に乏しく誤解を招きやすい表現①あいまいで状況が読み取りにくい表現．看護きろくと看護過程 2015；25；88-91．
28) 友納理緒：「よい看護記録」とは．看護きろくと看護過程 2015；25；80-83．
29) 東京都立病院看護部科長会：適切で効率的な書き方がわかる看護記録パーフェクトガイド．学研メディカル秀潤社．2013．
30) 友納理緒：判例や事例から法的に問題ない記録を学ぶ．看護きろくと看護過程 2013；25；6-12．
31) 鵜澤久美子：病態が安定している患者の看護記録．看護きろくと看護過程 2015；25；24-27．
32) 鈴木荘太郎 他：医療安全管理と診療情報．診療録管理 2004；16；3-7．
34) 診療情報の提供等に関するガイドライン：厚生労働省医政発第0912001号（2003.9.12）．
35) 石綿啓子 他：開示請求に対応できる倫理面に配慮した記録の表現 尊厳の尊重 ①性格に関する否定的な表現．看護きろくと看護過程 2014；24；69-72．
36) 患者の権利法をつくる会（編集）：カルテ開示―自分の医師記録を見るために．明石書店．1997．
37) 開原成允：診療記録の開示と医療者側の課題．ジュリスト 1998；1142；37-41．
38) Robert D. Truog, et al: Talking with Patients and Families about Medical Error. A Guide for Education and Practice. John Hopkins University Press. 2011.（和田仁孝 監訳：医療事故後の情報開示　患者・家族との対話のために．シーニュ．2015）
39) 清水英俊：患者専用端末による「共同の営み」医療の実践．医療安全 2006；9；44-47．

40）石川寛俊 他：カルテ改ざんはなぜ起きる　検証：日本と海外．日本評論社．2006．
41）蒔田覚：病院が診療録の開示を拒否，患者の利益を侵害したと認定．Nikkei Medical 2011；3；127-129．
42）全日本病院協会医療の質向上委員会；標準的診療記録作成・管理の手引き．じほう．2004．
43）佐原弘子：倫理的問題に関する記録と法的な関係．看護きろくと看護過程 2013；23；87-91．
44）石綿啓子 他：開示請求に対応できる倫理面に配慮した記録の表現 尊厳の尊重 ②状態に関する否定的な表現．看護きろくと看護過程 2014；24；84-86．
45）石綿啓子 他：開示請求に対応できる倫理面に配慮した記録の表現 尊厳の尊重 ③態度に関する否定的な表現．看護きろくと看護過程 2014；24；85-87．
46）石綿啓子 他：開示請求に対応できる倫理面に配慮した記録の表現 人々の保護，安全確保の表現 ③入院ルールからの逸脱の表現他看護きろくと看護過程 2015；25；99-103．
47）石綿啓子 他：開示請求に対応できる倫理面に配慮した記録の表現 平等な看護の提供 ②宗教・病気への偏見・差別の表現．看護きろくと看護過程 2014；24；76-79．
48）飯田修平（編集）：医療安全管理者必携　医療安全管理テキスト　第3版．日本規格協会．2015．
49）石綿啓子 他：開示請求に対応できる倫理面に配慮した記録の表現 信頼関係に基づく看護についての表現 ①患者の暴言・暴力の表現．看護きろくと看護過程 2015；25；98-103．
50）石綿啓子 他：開示請求に対応できる倫理面に配慮した記録の表現 平等な看護の提供 ①人種・民族・社会的地位への偏見・差別の表現．看護きろくと看護過程 2014；24；13-16．
51）友納理緒：看護記録には何を書くか？　看護きろくと看護過程 2014；24；83-87．
52）福﨑博孝：裁判例から学ぶインフォームド・コンセント．民事法研究会．2015．
53）島幹彦：診療行為の終了時における患者に対する情報提供義務違反につき自己決定権の侵害として不法行為の成立を認め，医療機関に対し，慰謝料の支払いを認めた事例．医療事故・紛争対応研究会誌 2018；11；37-42．
54）前田正一（編集）：インフォームド・コンセント―その理論と書式実例．医学書院．2005．
55）井上清成（編著）：病院法務セミナー　よくわかる病院のトラブル 法的対応のコツ．毎日コミュニケーションズ．2008．
56）長野展久：医療事故の舞台裏―25のケースから学ぶ日常診療の心得．医学書院．2012．
57）尾内康彦：やさしいだけじゃ医療は守れない！患者トラブルを解決する「技術」．日経BP社．2012．
58）飯田修平（編著）：院内医療事故調査の指針 第2版：事故発生時の適切な対応が時系列でわかる．メデイカ出版．2015．
59）中島勧（監修）：院内事故調査実践マニュアル．医歯薬出版．2015．
60）前田正一（編集）：医療事故初期対応．医学書院．2008．
61）相馬孝博：ねころんで読めるWHO医療安全カリキュラムガイド―医療安全学習にそのまま使える，これだけは知っておきたい．メデイカ出版．2013．
62）山内桂子：医療安全とコミュニケーション．麗澤大学出版会．2011．
63）日本医療評価機構：医療事故情報収集等事業　報告書・年報：http://www.med-safe.jp/contents/report/index.html
64）前田正一：医療事故と診療記録：関係する法的問題を中心として．臨床婦人科産科　2017；71；1179-1185．
65）岡村輝久：病院における転倒・転落―事故の法的責任―．医療 2006；60；10-14．
66）友納理緒：適切な記録を書くために知っておくべき知識～過失とは何か？　看護きろくと看護過程 2014；24；13-16．
67）宗像雄（他編集）：事故事例で学ぶ医療リスクマネジメント．学研メディカル秀潤社．2007．
68）友納理緒：どんな看護記録が問題になるの？！看護記録に記載がない，あるいは不十分．看護きろくと看護過程 2014；24；82-84．
69）友納理緒：事故発生時の記録～看護記録には何を書くべきか．看護きろくと看護過程 2014；24；67-70．
70）田戸朝美：患者急変時の看護記録，情報の重要度を見極め，残すべき記録を理解する．看護きろくと看護過程 2015；24；29-32．
71）石綿啓子：開示請求に対応できる倫理面に配慮した記録の表現 人々の保護，安全確保の表現 ①身体拘束・抑制の表現．看護きろくと看護過程 2015；25；84-87．
72）東京と病院協会（編集），飯田修平（編著）：診療記録監査の手引き．医学通信社．2013．
73）石綿啓子 他：開示請求に対応できる倫理面に配慮した記録の表現 人々の保護，安全確保の表現 ②転倒・転落の表現．看護きろくと看護過程 2015；25；77-81．
74）小林美亜：カルテレビューによる有害事象の把握と医療の質改善．日本病院会誌 2006；53；1030-1051．
75）嶋崎明美：診療記録改善の取り組みについてのアンケート調査報告．医療事故・紛争対応研究会誌 2014；8；55-58．
76）滝島紀子（監修・執筆）：看護記録監査．日総研出版．2013．

77) 平井美加 他：診療記録の充実をめざした内部監査の取り組みの効果．診療情報管理 2012；24；63-68.
78) 嶋崎明美 他：医療事故防止につながる看護記録のあり方．院内監査とカルテ勉強会を実施して．看護管理 2008；18；274-277.
79) 藤田茂 他：診療記録のレビューにより有害事象を的確かつ効率的に把握するための研究．日本医療マネジメント学会誌 2010；10；563-569.
80) 秋谷裕子 他：診療記録に関する医師の院内研修効果—入院診療記録監査を実施して．診療情報管理 2009；21；47-51.
81) 嶋崎明美：体験学習でカルテ記載を変える「模擬カルテ開示」の意義．医療事故・紛争対研究会誌 2015；9；17-27.
82) 嶋崎明美 他：記録改善をめざしてカルテ監査を体験学習につなげる有用性．日本医療マネジメント学会誌 2009；10；533-537.
83) クリシア・M・ヤルドレイ＝マトヴエイチュク（著），和泉浩（他翻訳）：ロール・プレイ理論と実践．現代人文社．2011.
84) 織井優貴子：デブリーフィング—シミュレーション教育での学習のために必須な要素．看護人材育成 2015；12；34-40.
85) 阿部幸恵：医療安全教育におけるシミュレーション教育の重要性．Astellas square 2013；55；20-21.
86) 菊川誠 他：医学教育における効果的な教授法と意義ある学習方法②．医学教育 2013；44；243-252.
87) 嶋崎明美 他：「模擬カルテ開示」が診療記録の記載改善に有効な機序．医療事故・紛争対応研究会誌 2018；12；18-27.
88) 明浄太津子：教育研修成功のためのパーフェクトマニュアル．秀和システム．2013.
89) 高田和生：アクテイブラーニング：主体的で効果的な学習を可能にする授業とは．日内会誌 2015；104；2498-2508.
90) 河井亨：アクテイブラーニング型授業における構図の解剖と縫合．京都大学高等教育研究 2015；21；53-64.
91) 織井優貴子：研修設計（デザイン）と到達目標設定の具体策．看護人材育成 2015；12；7-20.
92) 名古屋隆彦：質問する，問い返す—主体的に学ぶということ．岩波書店．2017.
93) 小林昭文：いまからはじめるアクテイブラーニング導入＆実践 Book．学陽書房．2016.
94) 山田雅子 他：退院調整看護師の実践力向上を目指した教育プログラムの開発．聖路加看護大学紀要 2013；36；55-58.
95) Goffman, E Frame: Analysis: An Essay on the Organization of Experience. Harper & Rowp. 1974.
96) L．マイケル・ホール 他，ユール洋子（訳）：NLP フレーム・チェンジ—視点が変わるリフレーミング7つの技術．春秋社．2009.
97) 春田淳志 他：医療専門職の多職種連携に関する理論について．医学教育 2014；45；121-134.
98) 田舞徳太郎：気づきの成功学．致知出版社．2011.
99) 久田則夫：人が育つ，職場が変わる気づき力．日総研出版．2013.
100) 栗本英和 他：資質・能力を醸成する学修プログラムの開発—Active Learning による思考の多様化と深化—．名古屋高等教育研究 2016；16；5-22.
101) ロバート・キーガン 他，池村千秋（訳）：なぜ人と組織は変われないのか ハーバード流 自己変革の理論と実践．英治出版株式会社．2013.
102) ジョセフ・オコナー 他，杉井要一郎（訳）：コーチングのすべて その成り立ち・流派・理論から実践の指針まで．英治出版．2012.
103) ウォーレン・バーガー，鈴木立哉（訳）：Q 思考—シンプルな問いで本質をつかむ思考法：ダイヤモンド社．2016.
104) 松永保子 他：教育研修の重要性および研修カリキュラムの作成．月刊看護きろく 2007；16；3-12.
105) 相馬孝博：これだけは身に付けたい患者安全のためのノンテクニカルスキル超入門—WHO 患者安全カリキュラムガイド多職種版をふまえて．メデイカ出版．2014.
106) 医療経営教育協議会「医療マネジメント」企画編集委員会（編集）：医療マネジメント．医療の質向上のための医療経営学．日経メディカル開発．2008.

索 引

A-Z
SOAP ……… 5, 6, 17, 35, 42, 46, 66, 74
POS ………………… 5, 14, 42
PONR ………………………… 5
POMR ………………………… 5, 66

あ
アクティブラーニング ……… 61-63
アセスメント …………… 34, 42, 44
医師事務作業補助者（クラーク）
　………………………………… 14
医事紛争 …………… iii, iv, 35, 69
医療安全管理者（リスクマネジャー）
　………………………………… 18
医療裁判 …………… iii, iv, 28, 40
医療事故 …… iii, iv, 26-30, 36, 37, 40, 61
　──調査制度 …………… 37, 42
医療事故・紛争対応研究会 ……… iv, 61, 42
インシデント …… iii, iv, 27, 28, 40
陰性所見 …………… 7, 11, 36, 60
インフォームド・コンセント … 19-26
医療事故発生時 ………………… 25
憶測 ………………… 17, 31, 34, 36
戒告 …………………………… 27
改ざん …… 12, 31-33, 36, 39, 40, 65

か
回避 …………………… 29, 39
　──義務 ………………… 28
危険 ………………… 39, 116, 118
紙カルテ …… 10, 12, 16, 33, 36, 37

カルテ開示 ……………… 15-18
看護記録 ……… 3-5, 9, 11, 23, 24, 32-34, 42, 43, 68, 69
看護師 ………………… 18, 23, 58
救急 …………………… 33, 38, 53
　──救命措置 ………………… 31
急変 …………… 33, 34, 37, 38
教育 ……………………… 65-69
共感表明 ………………… 25, 26
虚偽 …………………………… 33
記録監査 …………… 42-46, 58
クリティカルパス ……………… 10
クレーム ………………… 39, 47
刑事責任 ……………………… 27
研修医 …………………… 65, 66
口頭説明 …………………… 18
コピー＆ペースト …… iii, 14, 36
コミュニケーション ……… 2-5, 27
債務不履行 …………… 28-30, 36
時効 …………………… 30, 35
謝罪 …………………………… 26

さ
修正 ……… 12-15, 32-34, 36, 39
主観 …………………………… 10
情報開示 ……………… 15, 37, 42
身体抑制 ……………… 38, 39, 45
診療記録 … iii-v, 2-6, 10-12, 15-17
診療情報 ……………… iii, 12, 14, 15
診療情報管理士 … 42, 44, 49, 58, 66, 67, 74
診療録 …… i, iii, 4, 14-16, 33-35, 66
説明義務 ……… 19, 21, 23, 28, 32
総合プロブレム方式 ……………… 6
損害賠償 …… 15, 16, 28-32, 35

た
注意義務違反 ………………… 29
チーム医療 …………………… 2-5
追記 …………… 12-14, 32, 33, 36
デモンストレーション …… 46-49, 72, 73
電子カルテ ………… 12-15, 32, 37
同意能力 ……………………… 22

は
ヒューマンエラー ……………… 27
ファシリテーター …… 46-49, 56-58, 67
フォーカス チャーティング …… 9, 52
不法行為 …………………… 29, 30
紛失 …………………… 34, 35
暴言 …………………… 39, 67, 68
保管 …………………………… 34-36

ま
ミニ模擬カルテ開示 … 48, 49, 57, 60
民事責任 ……………………… 27
メディエーション …………… 18, 23
メディエーター ……………… 18, 23
免許取消 …………………… 27
模擬カルテ開示 …… 43, 46-50, 56

ら
リスクマネジメント …… iv, 27, 39, 40
立証責任 ………………… 29, 31
リフレーミング ……………… 62
ロールプレイ …… iv, v, 46-49, 56, 59-63

嶋崎明美

京都大学医学博士、神戸大学MBA、兵庫医科大学臨床教授
国立病院機構 姫路医療センター　教育研修室長
医療事故・紛争対応研究会　近畿地区世話人
日本医療メディエーター協会認定医療対話推進者
連絡先：kensyushima@yahoo.co.jp

医事紛争を防げ！　演習で学ぶ医師・看護記録
「模擬カルテ開示」を楽しもう

2019年5月1日　第1版第1刷　©

著　者	嶋崎　明美　SHIMASAKI, Akemi
発行者	宇山　閑文
発行所	株式会社金芳堂
	〒606-8425 京都市左京区鹿ヶ谷西寺ノ前町34番地
	振替　01030-1-15605
	電話　075-751-1111（代）
	http://www.kinpodo-pub.co.jp/
製　作	清塚あきこ
組版・製本	亜細亜印刷株式会社

落丁・乱丁本は直接小社へお送りください．お取替え致します．

Printed in Japan
ISBN978-4-7653-1785-6

JCOPY ＜(社)出版社著作権管理機構　委託出版物＞

本書の無断複写は著作権法上での例外を除き禁じられています．複写される場合は，そのつど事前に，(社)出版者著作権管理機構（電話 03-5244-5088, FAX 03-5244-5089, e-mail: info@jcopy.or.jp）の許諾を得てください．

●本書のコピー，スキャン，デジタル化等の無断複製は著作権法上での例外を除き禁じられています．本書を代行業者等の第三者に依頼してスキャンやデジタル化することは，たとえ個人や家庭内の利用でも著作権法違反です．